M. Kloke

N. de Stoutz

Symptomorientierte onkologische Therapie

Ein Leitfaden zur pharmakologischen Behandlung

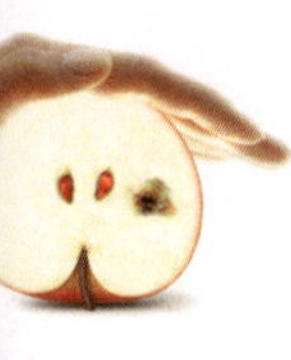

Mit besten Empfehlungen
von Ihrem Palladon-Team aus Limburg/Lahn

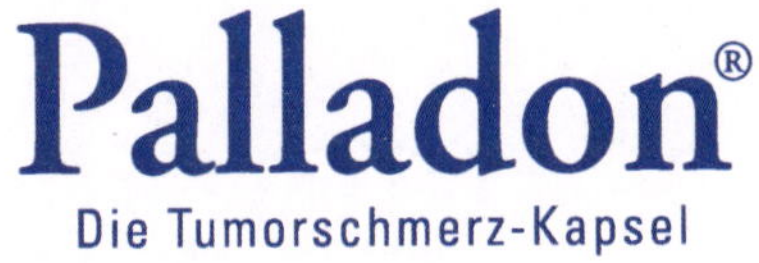

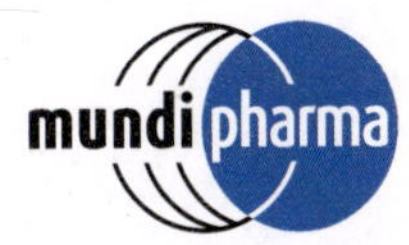

M. Kloke

N. de Stoutz

Symptomorientierte onkologische Therapie

Ein Leitfaden zur pharmakologischen Behandlung

Mit freundlicher Empfehlung von

für

Ein Service der Mundipharma Medical Company

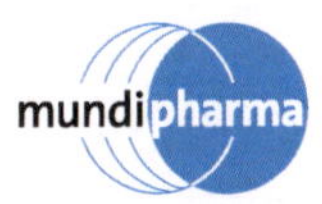

Mundipharma Medical Company   Zweigniederlassung Basel   CH-4006 Basel   www.mundipharma.ch

M. Kloke

N. de Stoutz

Symptomorientierte onkologische Therapie

Ein Leitfaden zur pharmakologischen Behandlung

M. Kloke

N. de Stoutz

Symptomorientierte onkologische Therapie

Ein Leitfaden zur pharmakologischen Behandlung

M. Kloke

N. de Stoutz

Symptomorientierte onkologische Therapie

Ein Leitfaden zur pharmakologischen Behandlung

Mit einem Geleitwort von N. Cherny

3., korrigierte und erweiterte Auflage

Mit 14 Abbildungen und 5 Fragebögen

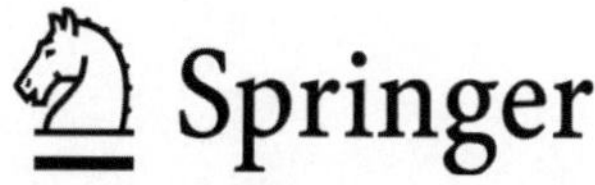

Dr. med. Marianne Kloke
Medizinische Klinik IV
Zentrum für Palliativmedizin
Kliniken Essen-Mitte
Henricistr. 92
45136 Essen
m.kloke@kliniken-essen-mitte.de

Dr. med. Noémi de Stoutz
Aeschstr. 20
8127 Forch, Schweiz
n.destoutz@bluewin.ch

ISBN 3-540-40314-0   3. Auflage
Springer Medizin Verlag Heidelberg

Bibliografische Information der Deutschen Bibliothek
Die Deutsche Bibliothek verzeichnet diese Publikation in der Deutschen Nationalbibliografie;
detaillierte bibliografische Daten sind im Internet über http://dnb.ddb.de abrufbar.

Springer Medizin Verlag.
Ein Unternehmen von Springer Science+Business Media
springer.de
© Springer Medizin Verlag Heidelberg 2005

Planung: Ulrike Conrad-Willmann
Projektmanagement: Lindrun Weber
Umschlaggestaltung und Design: deblik Berlin

SPIN 1089 4281
Satz: typographics GmbH, Darmstadt
Druck: Stürtz AG, Würzburg

Gedruckt auf säurefreiem Papier   2111 – 5 4 3 2 1 0

Geleitwort

It is my honor to introduce the 3rd edition of »Symptom directed therapy in oncology – recommendations for the medical treatment« by Drs. Marianne Kloke and Noémi de Stoutz. This important volume provides medical oncologists with a handy and practical guide to help relieve symptoms and thus improve the quality of life of patients under their care. This is especially important for those patients who cannot and will not be cured.

Although medical oncologists are the clinician primarily responsible for the symptom control of their patients, often they have received inadequate training to fill this task. This is an unfortunate reality which must now be redressed. As asserted by the European Society of Medical Oncology, »The division of cancer care into an initial trial primary anti tumor therapies followed by hospice or palliative care for patients who have progressive disease is anachronistic. Since the goals of medical oncology extend beyond the reduction of tumor burden and the deferral of death to incorporate a qualitative dimension, there is need for a continuum in patient care in which both primary therapies and supportive and palliative interventions are tailored to the clinical circumstances of the patient.«

Drs. Marianne Kloke and Noémi de Stoutz are both internationally recognized experts in the integration of medical oncology with palliative and supportive care. In this volume they share a wealth of knowledge and experience that will serve as a very wise and practical guide to help relieve the distress of some of your most difficult patients. For this, they are to be thanked and congratulated.

I hope and trust that you will use and benefit from this volume.

All the very best

Dr. Nathan I. Cherny MBBS, FRACP, FRCP
Director, Cancer Pain and Palliative Medicine Service
Dept. Oncology
Shaare Zedek Medical Center, Jerusalem, Israel

Vorwort zur 3. Auflage

10 Jahre sind seit der Erstauflage dieses Büchleins vergangen; eine Zeitspanne, in der die Palliativmedizin in Deutschland und in der Schweiz den langen Weg von einem oftmals nicht besonders geachteten und häufig in seinen Anliegen missverstandenen Interessenschwerpunkt zu einem anerkannten Gebiet mit eigenständigen Inhalten und spezifischen Methoden zurückgelegt hat. Parallel hierzu wandelte sich auch ihr Selbstverständnis: die »Indikation« zu palliativmedizinischer Betreuung leitet sich heute nicht mehr aus dem Erkrankungsstadium bzw. der vermutlichen Lebenserwartung, sondern ausschließlich aus dem aktuellen Bedürfnis des »lebensbedrohlich« erkrankten Menschen ab (Definition der WHO 2002).

Diese Definition nimmt zum einen die hauptberuflichen Palliativmediziner in die Pflicht, in ihren Anstrengungen auf dem Gebiet der Aus- und Weiterbildung nicht nachzulassen, um das erforderliche Wissen, Können und Fähigkeiten in den Alltag der diese Patienten betreuenden Ärzte zu implementieren. Zum anderen stellt es besonders die onkologisch tätigen Kollegen, die tagaus, tagein Patienten mit einer nicht mehr heilbaren Erkrankung begleiten, vor neue Herausforderungen: Zu den Inhalten ihres Gebietes gehören zusätzlich zu den Optionen tumorspezifischer Diagnostik und Therapie jetzt auch jene des palliativmedizinischen Bereichs. Dieses spiegelt sich teilweise auch in den Weiterbildungsordnungen der verschiedenen Länder wider.

Da es in der Palliativmedizin kaum oder keine evidenzbasierten und validierten Leitlinien gibt, haben wir uns bei der Überarbeitung an den Therapieempfehlungen der einschlägigen Fachgesellschaften (DGP, EAPC, MASCC) sowie an Metaanalysen oder Publikationen anerkannter Autoren orientiert.

Als hauptberuflich palliativmedizinisch tätige Ärztinnen wissen wir sehr wohl, dass ein »Leitfaden zur pharmakologischen Behandlung« immer nur einen Teilaspekt der palliativmedizinischen Therapie abbilden kann. Dennoch wünschen und hoffen wir, dass der sichere Umgang mit den medikamentösen Möglichkeiten Basis und Motivation für umfassendes palliativmedizinisches Handeln und Denken sein kann.

M. Kloke
Essen, Juli 2004

N. de Stoutz
Zürich, Juli 2004

Vorwort zur 2. Auflage

An die Benutzer dieses Büchleins

Bei der Überarbeitung dieses »Kitteltaschenvademekums« haben wir uns nicht nur bemüht, neue Substanzen und Konzepte zur Schmerz- und symptomorientierten Therapie zu berücksichtigen, sondern auch didaktische Verbesserungen gegenüber der Erstauflage vorzunehmen.

Die Empfehlungen zur Schmerztherapie entsprechen inhaltlich weitgehend den von der Deutschen Interdisziplinären Vereinigung zur Schmerztherapie (DIVS) initiierten und von zahlreichen anderen Fachgesellschaften (u.a. der Deutschen Gesellschaft zum Studium des Schmerzes) mitgetragenen Leitlinien.

Somit hoffen wir, Ihnen mit dieser 2. Auflage ein praxistaugliches und alltagsnützliches Büchlein zur Verfügung stellen zu können.

Es hat uns gefreut, dass auch dieses Mal Frau Dr. G. Lindena-Gläß uns bei der inhaltlichen und formalen Gestaltung tatkräftig und geduldig unterstützt hat.

M. Kloke
Essen, Dezember 1998

N. de Stoutz
St. Gallen, Dezember 1998

Vorwort zur 1. Auflage

Bis vor wenigen Jahren wurde der Fortschritt in der Onkologie an der Steigerung von Heilungsraten und der Verlängerung von Überlebenszeiten gemessen. Durch die Weiterentwicklung palliativer Therapiestrategien gewann das Problem der Lebensqualität, deren Beurteilung letztlich nur durch den Betroffenen selbst möglich ist, zunehmend an Bedeutung. Möglichkeiten zur Beherrschung wichtiger Beschwerden im Rahmen einer Tumorerkrankung wurden Gegenstand wissenschaftlichen Interesses und Bestandteil onkologischen Wissens. Somit kennzeichnet eine zeitgemäße Krebstherapie die gleichzeitige und gleichwertige Durchführung von spezifisch antineoplastischer und symptomorientierter Behandlung.

Jede Therapie muss mit dem Patienten in verständlicher Sprache besprochen werden. Das enthebt den Arzt nicht der Verantwortung, schwierige Entscheidungen, die den Patienten überfordern, zu treffen. Dies gilt auch für weit fortgeschrittene Tumorerkrankungen.

Während antiproliferative Behandlungen in der Regel planbar sind, erfordern viele Beschwerden rasches und gezieltes Handeln. Hierbei will dieser Leitfaden eine schnelle Orientierung über mögliche pharmakologische Maßnahmen geben. Auf die Darstellung ärztlicher, physiotherapeutischer, psychologischer, pflegerischer und seelsorgerischer Möglichkeiten wurde im Rahmen dieses Vademecums verzichtet. Doch muss an dieser Stelle eindringlich betont werden, dass Symptomkontrolle niemals nur durch Medikamentenverordnung erreicht werden kann, dass auch eine perfekte Symptomkontrolle nicht eigentlich Leiden verhindern kann. So sollte in der palliativen Behandlung und ganz besonders in der terminalen Phase streng unterschieden werden zwischen subjektiven Symptomen und objektiven Befunden; behandlungsbedürftig sind zum Lebensende hin immer mehr nur die subjektiv störenden Symptome.

Dieses Büchlein kann und will nur über einen Teil des onkologischen Werkzeugs informieren. Dessen Kenntnis ist allerdings für den kunstgerechten ärztlichen Umgang mit Tumorpatienten Voraussetzung und schafft Raum für die menschliche Zuwendung.

Der besondere Dank der Autoren gebührt Frau Dr. G. Lindena und Frau H. Arnau, Limburg, deren außerordentliches Engagement dieses Büchlein erst möglich gemacht hat; dies gilt nicht nur für die geleistete redaktionelle Arbeit, sondern auch für die Geduld bei der Diskussion inhaltlicher Fragen.

Essen/St. Gallen, im Sommer 1994   *M. Kloke*
N. de Stoutz

Definitionen der Palliativmedizin

Deutsche Gesellschaft für Palliativmedizin

Palliativmedizin ist die Behandlung von Patienten mit einer nicht heilbaren, progredienten und weit fortgeschrittenen Tumorerkrankung und begrenzter Lebenserwartung, für die das Hauptziel der Begleitung die Lebensqualität ist.

European Association of Palliative Care (EAPC) 1998

Palliative care is the active, total care of the patients whose disease is not responsive to curative treatment. Control of pain, of other symptoms, and of social, psychological and spiritual problems is paramount.

Palliative care is interdisciplinary in its approach and encompasses the patient, the family and the community in its scope. In a sense, palliative care is to offer the most basic concept of care – that of providing for the needs of the patient wherever he or she is cared for, either at home or in the hospital.

Palliative care affirms life and regards dying as a normal process; it neither hastens nor postpones death. It sets out to preserve the best possible quality of life until death.

World Health Organisation 2002

Palliative care is an approach that improves the quality of life of patients and their families facing the problem associated with life-threatening illness, through the prevention and relief of suffering by means of early identification and impeccable assessment and treatment of pain and other problems, physical, psychosocial and spiritual. Palliative care:

- provides relief from pain and other distressing symptoms;
- affirms life and regards dying as a normal process;
- intends neither to hasten or postpone death;
- integrates the psychological and spiritual aspects of patient care;
- offers a support system to help patients live as actively as possible until death;

- offers a support system to help the family cope during the patients illness and in their own bereavement;
- uses a team approach to address the needs of patients and their families, including bereavement counselling, if indicated;
- will enhance quality of life, and may also positively influence the course of illness;
- is applicable early in the course of illness, in conjunction with other therapies that are intended to prolong life, such as chemotherapy or radiation therapy, and includes those investigations needed to better understand and manage distressing clinical complications.

Inhaltsverzeichnis

Wichtige Hinweise

- Die Darstellung möglicher Risiken und Nebenwirkungen sowie der Kontraindikationen genannter Wirkstoffe konnte im Rahmen dieses Leitfadens nicht erfolgen. Hierzu wird auf die einschlägige Literatur verwiesen.
- Die genannten Dosisempfehlungen beziehen sich jeweils auf normgewichtige Patienten ohne relevante Organfunktionseinbußen, sodass hier im Einzelfall Dosis- und Dosisintervallanpassungen erforderlich werden können.
- Viele Substanzen werden aufgrund von Erfahrungswerten in der Palliativsituation subkutan gegeben, ohne dass für diese Applikationsform eine explizite Zulassung vorliegt. Auf diese Besonderheit wird nicht grundsätzlich hingewiesen.
- Häufig ist eine Substanz für die genannte Indikation nicht zugelassen, sodass deren Anwendung unter den Bedingungen des »off-label-use« stattfindet.
- Im Anhang befindet sich ein Verzeichnis der wichtigsten in der Palliativmedizin verwandten Substanzen. Die Auswahl des exemplarisch genannten Spezifikums erfolgte rein willkürlich und stellt keine Bewertung dar.
- Falls nicht anders vermerkt, ist nur eine Substanz der unter einer Rubrik vorgeschlagenen zu verwenden.
- Die Wertung diagnostischer Verfahren wurde kodiert:

+++	positives Ergebnis ist beweisend
++	positives Ergebnis ist mit Zusatzuntersuchungen beweisend
+	gelegentlich als ergänzendes Verfahren sinnvoll
–	nicht indizierte Methode

Verzeichnis
der verwendeten Abkürzungen

CT	Computertomographie
d	pro Tag
DD	Differenzialdiagnose
ED	Einzeldosis
EEG	Elektroenzephalogramm
EMG	Elektromyogramm
EPMS	extrapyramidalmotorisches Syndrom
GvH	Abstoßungsreaktion (Graft-vs.-host-Reaktion)
HOPS	hirnorganisches Psychosyndrom
i.m.	intramuskulär
i.th.	intrathekal
i.v.	intravenös
KG	Körpergewicht
MMS	Mini-Mental-Status
MRI	Kernspintomographie
NSAR	nichtsteroidale Antirheumatika
NW	Nebenwirkung(en)
PEG	perkutane endoskopische Gastrostomie
p.o.	per os, oral
PNP	Polyneuropathie
s.c.	subkutan
s.l.	sublingual
TD	Tagesdosis
TDmax	maximale Tagesdosis
TPN	totale parenterale Ernährung
TTS	transdermales therapeutisches System
US	Ultraschall
V.a.	Verdacht auf
WEi	Wirkungseintritt
WD	Wirkdauer

Praktische Tipps in der Symptomkontrolle

Nach Möglichkeit sollten Medikamente *oral* verabreicht werden, da dies der natürlichste Weg ist und der Patient selbständig bleibt. Es gibt aber eine Grenze in der Anzahl Tabletten, die ein Mensch pro Tag zu schlucken bereit ist. Außerdem sind Schluckstörungen in den letzten Lebenstagen fast die Regel. Hierbei ist wichtig, dass nahezu alle Kapseln ohne Wirkverlust eröffnet werden können.

Alternativen sind:
- **Flüssige Präparate** – sehr viele Medikamente existieren in Form von Sirup oder Tropfen für die Pädiatrie. Der Inhalt mancher Ampullen kann getrunken werden.
- **Sublinguale buccale Präparate** – für einige wenige Substanzen verfügbar; rascher Wirkungseintritt; auch bei schwersten Schluckstörungen brauchbar, sofern genügende Speichelproduktion besteht. Oft sehr variable Resorptionsverhältnisse.
- **Transdermale therapeutische Systeme** – lange An- und Abflutzeiten; daher nur für stabile Situationen geeignet.
- **Suppositorien** – können den oralen Weg ersetzen, allerdings ist die tolerierte Anzahl pro Tag noch stärker beschränkt.
- **Rektal gegebene Tabletten** werden in den meisten Fällen ähnlich resorbiert wie aus dem oberen Magen-Darm-Trakt; Daten über die Bioverfügbarkeit liegen nur für wenige Substanzen vor. Probieren!
- **Subkutane Injektion/Infusion** – rasche Resorption der meisten Substanzen, kann von Patienten und Angehörigen leicht erlernt werden.

  Um wiederholtes Stechen zu vermeiden, Butterflynadel subkutan einlegen, mit Klebestreifen festmachen; kann im Durchschnitt 7 Tage lang für intermittierende oder kontinuierliche Medikamentengabe benutzt werden. Keine besondere Pflege nötig, verstopft nicht, außer wenn Blutgefäß angestochen wurde. Wichtig: möglichst keine Injektionen in vorbestrahlte und/oder (lymph)ödematöse und/oder schlecht durchblutete Areale.
- **Subkutane Hydrierung** ▶ »Exsikkose«

- **Intramuskuläre Injektion** – allzu oft schmerzhaft, darf nur in besonderen Notfällen und nicht wiederholt angewendet werden.
- **Intramuskulärer und subkutaner Weg bei Blutungsneigung und Pyodermien kontraindiziert!**
- **Intravenöse Injektion/Infusion** – zu bedenken sind die Schwierigkeit, Kanülen einzulegen, ihr Unterhalt, ihr Einsatz; hierzu ist ausgebildetes Pflegepersonal erforderlich. Ebenso sind die Einschränkungen für den Patienten zu berücksichtigen. Venöse Zugänge über Subklaviakatheter oder Port-Systeme haben eine längere Verweildauer und können bei Sicherstellung eines fachkundigen Umgangs mit ihnen (Schulung von Pflegekräften, ggf. auch von Angehörigen) auch zu Hause weiterverwendet werden.
- **Inhalation** – Abhängig von der Partikelgröße Verteilung bis tief ins Bronchialsystem. Von daher lokale Wirkung oder systemische Resorption vieler Substanzen möglich, wenn andere Wege nicht möglich oder erwünscht sind. Wichtig ist die Vermeidung irritierender Substanzen und störender Gerüche.
- **PEG** ▶ Kap. »Ernährung/Hydrierung«

Gastrointestinaltrakt

Stomatitis

Ätiologie

A   Infektion mit Pilzen, Viren und Bakterien, besonders bei immunsupprimierten Patienten

B   Zytostatika-NW besonders bei Methotrexat und Fluorouracil, *cave:* Verstärkung durch Interaktion mit anderen Medikamenten in Abhängigkeit von der Expositionsdauer. z. B. NSAR oder andere Substanzen mit hoher Eiweißbindung

C   Irradiationsfolge, früh durch lokale Toxizität, spät durch Xerostomie

D   granulozytopenische Ulzera

E   Schlecht sitzende Prothesen bei Gewichtsverlust

Diagnose

Klinisch	+++	Sorgfältige (!) Inspektion
Laborchemisch	+	Erreger- und Resistenznachweis, Differenzialblutbild
Bildgebend	+	Ösophasoskopie zum Ausschluss einer Ösophagusbeteiligung

Therapie – spezifisch

A   Pilze
   lokal: Amphotericin B, Nystatin, Miconazol,
   p.o. Fluconazol 50–100 mg/1mal tgl.,
   p.o. Ketoconazol 200 mg/1mal tgl.;
   in schweren Fällen: systemisch parenteral Antimykotika;
   Amphotericin B i.v. unwirksam, da zu geringe Speichelspiegel

A   Bakterien, meist als Peri- und Paradontitis,
   optimierte Mundpflege;
   cave: Nystatin wird durch Chlorhexidin unwirksam,
   alternativ Spülung mit PVP-Jod;
   in schweren Fällen: systemisch Antibiotika

A   Meistens Herpesviren,
    in schweren Fällen: Acyclovir systemisch
B   Prävention ist wichtig und möglich durch zahnärztliche Sanierung
    und weiche Nahrung, sorgfältigste Mundhygiene (keine Munddusche!,
    weiche Zahnbürste, da Gefahr der Bakteri-/Virämie);
    u. U. Amifostine;
    Infektprophylaxe mit Antimykotika und Antiseptika, teilweise auch
    durch Antidotgabe
C   Prävention durch zahnärztliche Sanierung, vorsichtige, aber konsequen-
    te Oralhygiene
D   Wachstumsfaktoren

Therapie – symptomatisch

A, B, C, D   ist oft mühsam und sehr individuell; Sucralfat , verdünnte (!)
    lokalanästhesierende Sprays und Suspensionen, anästhesierende und
    antibakterielle Mundspüllösungen, gefrorene Cola-, Dunkelbier-,
    Wasserlollies zum Lutschen, *bei Hypersekretion:* u. U. Einsatz anticholin-
    erg wirkender Substanzen (trizyklische Antidepressiva niedrig dosiert,
    transdermales Scopolamin), falls Salbei nicht ausreicht; *bei Xerostomie:*
    ▶ »Xerostomie«; *bei Schmerzen:* lokalanästhesierende Salben, Sprays,
    Spüllösungen (*cave:* Verletzungs- und Aspirationsgefahr bei Hypästhesie
    der Schleimhaut). Oft systemische Analgetikagabe einschließlich stark
    wirksamer Opioide erforderlich!
    in schweren Fällen: Sonden-, PEG-, parenterale Ernährung
E   Künstlicher Speichel, Sucralfat-Suspension, Speichelsekretionssteigerung
    durch Kaugummi, Bonbons

Xerostomie

Prävalenz

68–74 % (wenig Daten, da nur selten erfasst)

Ätiologie

A   Exsikkose: nur geringe Korrelation von objektivem
    Hydrierungszustand und Gefühl der Mundtrockenheit

B   Medikamenten-NW: Opioide und andere anticholinerg wirkende
    Substanzen (z. B. Antidepressiva, Antihypertensiva, Spasmolytika)
C   Therapiefolge: ausgedehnte Resektionen, Zustand nach lokaler Radiatio
D   Psychisch: psychogene Reduktion der Speichelsekretion
E   Mundatmung: häufig bei Lungenaffektionen oder Infektionen

Diagnose

Klinisch	+++	Sorgfältige Inspektion; Medikamentenanamnese
Laborchemisch	+	Hinweise auf Exsikkose
Bildgebend	–	
Neurophysiologisch	+	Speichelprovokationstests

Therapie – spezifisch

A   Rehydrierung (auch oral möglich)
B   Falls möglich Medikamentenrevision
C   Amifostininfusion
D   Ggf. anxiolytische Therapie
E   Freihalten der Nasenatmung (ggf. adstringierende Nasentropfen)

Therapie – symptomatisch

A–D   Sorgfältige enorale Hygiene, keine Anwendung von adstringierenden
    Substanzen (z. B. Salbei!), Lippenpflege, Stimulation der Speichelsekreti-
    on durch Bonbonlutschen und ausgiebiges Kauen (Kaugummi), Lutschen
    von mit Kompressen armierten gefrorenen Saft- oder Obststückchen,
    Spülen mit kalten Flüssigkeiten,(»künstlicher Speichel«), 3–5 mg 8-stdl.
    Pilocarpintropfen; 1 g Sucralfat 8-stdl.
E   Luftbefeuchtung, Lagerungsoptimierung

Schluckstörung

Prävalenz

18–43 %

Ätiologie

A   Mechanische Verlegung durch Ingestionsreste (Medikamente)
B   Tumorkompression von innen und außen
C   Ösophagotracheale Fisteln
D   Pilz-, Virus-, Bakterieninfektionen
E   Mundtrockenheit
F   Zentrale oder Hirnnervenläsion (Nn. V, VII, IX, X, XII)
G   Strahlenreaktion
H   Zustand nach intraoraler Chirurgie
J   Subjektives Empfinden (Globusgefühl bei Angst oder Somatisierungs-
    störung)

Diagnose

Klinisch	++	Paresen, Atrophie, Verschlucken, Gewichtsverlust, Schleimhautläsionen, Speichelbildung
Laborchemisch	–	
Bildgebend	++	Röntgenkontrastdarstellung, Endoskopie; MRI Schädelbasis (CT wenig aussagekräftig)
Neurophysiologisch	+	Speichelprovokationstests

Therapie – spezifisch

A   Endoskopische Entfernung
B   Operation, Bestrahlung, endoskopische Laserung
C   Operativer Verschluss, Stent- oder Tubuseinlage
D   Gabe von Antimykotika, Virostatika, Antibiotika

F ggf. Radiatio

H Optimierung der prothetischen/epithetischen Versorgung

Therapie – symptomatisch

A Flüssig-breiige Kost einschließlich Umstellung der Medikamente auf flüssige Darreichungsformen

D ▶ »Stomatitis«

E ▶ »Xerostomie«

F Schlucktraining, nur kurzfirstig nasogastrale Sonde, sonst Sonden- oder PEG-Anlage

G ASS mit Schlagsahne in kleinen Portionen schlucken, Sucralfat-Lsg.

H Verwendung von Glossektomielöffel o. ä. Schluckhilfen, prothetische Versorgung mit Gaumenplatten o. ä.

I nach sorgfältiger Abklärung Psychotherapie ggf. Gabe von Psychopharmaka

Epigastrisches Völlegefühl

Prävalenz

13–62 %

Ätiologie

A Hepatosplenomegalie

B Intraabdominelle Tumormassen, Aszites

C Magenentleerungsstörung; postoperativ, paraneoplastisch, zentral, medikamentös, neurogen (z. B. autonome Neuropathie)

D Flatulenz

E Exokrine Pankreasinsuffizienz

F Zwerchfellähmung, v. a. links

Diagnose

Klinisch	+++	Körperliche Untersuchung Singultus, Aufstoßen, Blähbauch, schnelle Sättigung, Diarrhö, Stuhlinspektion
Laborchemisch	+	Stuhlfettausscheidung, Amylase, Lipase
Bildgebend	++	Abdomensonographie, Magen-Darm-Passage, Abdomen-CT
Neurophysiologisch	+	Magenmanometrie

Therapie – spezifisch

A, B   Chemo-, Radiotherapie, Operation

B   Aszitespunktion

C   Falls möglich, Absetzen von passageverzögernden Pharmaka; zur Senkung des Ösophagussphinktertonus: pflanzliche Karminativa, Aperitif, entblähende Tees, Ca-Antagonisten (z. B. Nifedipin); zur Steigerung des Ösoghagussphinktertonus: vor den Mahlzeiten Prokinetika, (z. B. Cisaprid, Domperidon); bei Reflux: H_2-Blocker, in schweren Fällen auch Protonenpumpenhemmer. Kombination mit Prokinetika sinnvoll. Experimentell können Erythromycin (p.o. 200 mg alle 8 h) und Naloxonsaft gegeben werden.

D   Simethicon 100–200 mg und Metoclopramid postprandial; osmotische Laxanzien, besonders Lactulose, absetzen; Diätberatung

E   Auch ohne Nachweis einer exokrinen Insuffizienz ist der Versuch einer Pankreasenzymsubsitution gerechtfertigt; falls zumutbar, fett-modifizierte Diät.

Therapie – symptomatisch

A–C   Viele kleine Mahlzeiten, Prokinetikagabe vor den Mahlzeiten,
▶ »Übelkeit/Erbrechen«

D   Regelmäßige Stuhlentleerung ▶ »Obstipation«

Übelkeit und/oder Erbrechen

Prävalenz

36–44 % Übelkeit (initial unter Opioiden 40 %, dauerhaft < 20 %)
23–43 % Erbrechen

> **Merke**
> - Übelkeit und Erbrechen sind zwei verschiedene Symptome.
> - Erbrechen ist ein komplexer Vorgang (Magenatonie → Retroperistaltik → Kontraktion der Bauch- und Thoraxmuskulatur).
> - Wesentliche Hinweise auf die Ätiogenese ergeben sich durch die Anamnese.
> - Nausea und Emesis sind häufig multikausal.

Ätiologie

Ätiologie		Klinisches Bild (häufig Kombinationen)
A	Irritation der Area postrema durch hämatogene Exo- (Medikamente wie Zytostatika, Antibiotika, Opioide, Clonidin, Digoxin) oder Endotoxine (Hyperkalzämie, Urämie, Ammoniak)	Ganztägige Nausea; meist auslösende Agens eruierbar; zusätzliche Begleitsymptome/-nebenwirkungen
B	Gastrale Reizung (z. B. Ulkus) – Stress (Lebensbedrohlichkeit) – Medikamente (NSAR+/–Steroid)	Postprandiales Erbrechen dominiert präprandiale Übelkeit; Begleitsymptome (Schmerzen, Anämie)

Ätiologie	Klinisches Bild (häufig Kombinationen)
C Gastrointestinale Hypomotilität – zentrale Regulationsstörung (Hirndruck, Metastasen, Opioide) – neuronal peripher (metabolisch-toxische autonome Neuropathie, paraneoplastisch) – Deafferenzierung (Operation, Tumorinfiltration) – reflektorisch (Entzündung, Peritonealkarzimose) – mechanisch (tumorbedingte Kompression von außen/innen) – medikamentös (Opioide, Sekretionshemmer, Anticholinergika) – Exsikkose	In der Regel keine ganztägige Nausea, sondern Abhängigkeit von der Nahrungsaufnahme; Erbrechen nach langem Intervall führt häufig zur Besserung der Symptome; häufig begleitende Obstipation; weitere Zeichen einer Neuropathie
D Reizung der Vestibularkerne – Exo-/endotoxine – Doppelbilder – schwere Ataxie – Tumorinfiltration	Bewegungsinduzierte Nausea/Emesis; gelegentlich Besserung durch Erbrechen; oft Begleitschwindel; bei Doppelbildern und Ataxie oft während der Schlafes keine Nausea
E Reizung des Brechzentrums	Dominanz des Erbrechens; oft deutliche vegetative Begleitreaktion; häufig Triggermechanismen
F Reizung intrazerebraler Strukturen – Meningeosis karzinomatosa – intrazerebrale Druckerhöhung – Hyponatriämie	Schwallartiges (Nüchtern-)Erbrechen; neurologische Begleitsymptome; Nausea oft fehlend; (gastrointestinale Motilitätsstörungen)
G Psychische Triggerung – antizipatorisch – somatoform (Angst) – olfaktorische, gustatorische und sensorielle unangenehme Reize	Nausea/Emesis oft situationsgebunden; innerpsychische Konflikte; oft konditionierte Triggermechanismen; häufig therapierefraktär

Ätiologie		Klinisches Bild (häufig Kombinationen)
H	Migräne	Typischer Kopfschmerz mit Lichtscheu; ggf. Aura

Diagnose

Klinisch	+++	Beziehung von Nausea und Emesis, Abhängigkeit der Nahrungsaufnahme, Art und Häufigkeit des Erbrechens, auslösende und lindernde Faktoren, zusätzliche Begleitsymptome (z. B. Obstipation, Sedierung, Schwindel), Medikamenteneinnahme (z. B. Analgetika, Antibiotika, Antihypertensiva), vorbestehende Stoffwechselveränderungen (z. B. Diabetes mellitus), Auskultation des Abdomens, Palpation, Hirnnervenprüfung, Ikterus, Hautturgor, Schleimhautfeuchtigkeit, hepatischer/urämischer/acetonämischer Fötor
Laborchemisch	++	Ca, K, Kreatinin, Bilirubin, HP-Nachweis
Bildgebend	++	Ultraschall Abdomen, Endoskopie, Abdomenübersicht, Magen-Darm-Passage, CT/MRI Schädel
Neurophysiologisch	+	Manometrie des oberen Gastrointestinaltrakts

Therapie – spezifisch

A–G Möglichst Beseitigung der Ursache (Medikamentenhygiene, Ausgleich metabolischer Störungen, tumorspezifische Therapie, Operation, Beseitigung der Doppelbilder)

C Laxative Therapie, ggf. Anlage von Umgehungsanastomosen (▶ »Nichtoperabler chronischer Ileus im Terminalstadium«)

G Training zum Meiden der Auslösefaktoren, psychologische Therapie

E Adäquate Therapie der Migräne

Therapie – symptomatisch

A–G   Nausea und Emesis sind selten unikausal. Von daher bestimmen Wirk- und Nebenwirkungsprofil die Wahl des Antiemetikums(▶ Tabelle).

❯ Merke
- Die prokinetische Wirkung von Metoclopramid und Domperidon wird durch Dimenhydrinat (Cyclizin) und Scopolamin aufgehoben.
- Die Kombination von Substanzen mit unterschiedlichem Wirkmechanismus kann sinnvoll und notwendig sein, da oft Multikausalität der Symptome besteht.

Substanz(gruppe)	Einzeldosis	Dosis-intervall	Relevante Nebenwirkungen
Metoclopramid, Alizaprid	7–10 mg (p.o., i.v., s.c.)	8 h	EPMS möglich: Müdigkeit, Kopfschmerzen, Prolactinanstieg
Haloperidol	0,5–1 mg (p.o., s.c., i.v.; kein antipsychotischer Effekt)	8 h	selten in dieser Dosis: EPMS, Sedierung
Dimenhydrinat	50–100 mg (p.o., rektal, i.v.)	6–8 h	Sedierung, Sekretionshemmung, Mundtrockenheit
Dexamethason	akut 36 mg, dann reduzieren bis Erhaltungsdosis	6–8 h (ggf. niedrigere Nachtdosis)	alle steroidtypischen Nebenwirkungen; *cave:* akute delirante Zustände möglich
Olanzepin	2,5–5 mg	1x tgl.	Müdigkeit, Hypersalivation

Substanz(gruppe)	Einzeldosis	Dosis-intervall	Relevante Nebenwirkungen
Scopolamin	0,3–0,5 mg s.c.*	4–8 h	Akkomodations-störung, Xerosto-mie, Sedierung, Obstipation, Sekretions-hemmung
	1–3 Pflaster	72 h	
Butylscopolamin	10–20 mg s.c.	4–8 h	
	30 mg rektal	72 h	
Cinnarizin	75 mg p.o.	8 h	Sedierung, Xerostomie
Trifluorpromazin, Levomepromazin	10 mg p.o., i.v., s.c.	8 h	Sedierung, EPMS möglich
5HT3-Blocker (Wirkverstärkung durch Kortiko-steroide)	je nach Sub-stanz	nach Substanz	Kopfschmerzen, Obstipation, Schwindel, Harnverhalt
Dronabinol	5–10 mg p.o. (zur Appetit-steigerung und myotonolyti-schen Therapie niedrigere Dosen erfor-derlich)	4–12 h	Sedierung, Schwindel, Hypotension, Tachykardie, Mundtrockenheit, Euphorie, Depression

* in D nicht mehr im Handel

Wirkung der Antiemetika an spezifischen Rezeptoren

Wirksubstanz	Wirkort					
	Chemotrigger-zone	Tractus nucleus solitarii	Gastrointestinal-trakt	Vestibularkerne	Brechzentrum	Kortex
Haloperidol	D_2	D_2	D_2	–	–	–
Metoclopramid	D_2, ($5HT_3$)	D_2	$5HT_4$, D_2, ($5HT_3$)	–	–	–
Domperidon	D_2	D_2	D_2	–	–	–
Phenothiazine	D_2, M	D_2, M, H_1	D_2	M, H_1	M, H_1, μ	–
Dimenhydrinat	–	H_1, M	–	H_1, M	M, H_1	–
Scopolamin	–	M	anti-sekre-to-risch	M	M	–
Benzodiazepin	–	–	–	–	–	GABA?
»Setrone«	$5HT_3$	$5HT_3$	$5HT_3$	–	–	–
Cannabinoide	–	–	–	–	–	CB_1
Olanzepin	D_2	M, D_2	–	M, H_1	–	–

Pathophysiologie von Nausea und Emesis

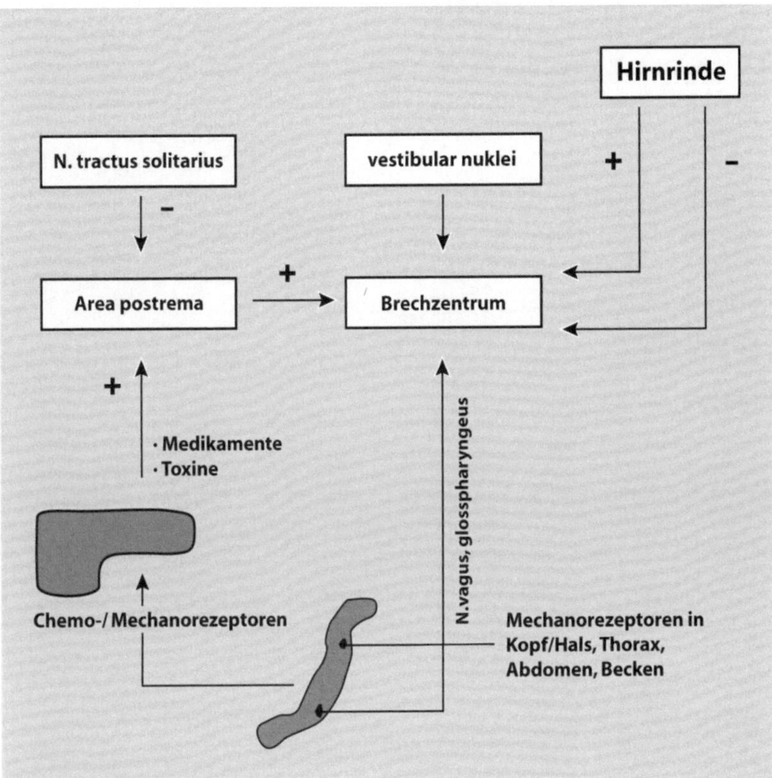

Diarrhö

Definition

Zunahme des täglichen Stuhlgewichts durch Zunahme des Wassergehalts und Zunahme der Frequenz des Stuhls

Prävalenz

5–10 %

Ätiologie

A   Infektiös, Aids, GvH-Reaktion
B   Medikamenteninduziert:
    Zytostatika, Antibiotika, NSAR, Laxanzien, Opioidentzug
C   Strahlenkolitis, entzündliche Darmerkrankungen
D   Gastroenterostomie, Blind-loop-Syndrom, enterocholische Fistel,
    Kurzdarmsyndrom
E   (Para)neoplastisch,
    Karzinoid, Schilddrüsenkarzinom, Bronchialkarzinom
F   Neuronale Dysfunktion: Postvagektomiesyndrom, Stress
G   Alimentär: Zuckerersatzstoffe(!), Allergien
H   Pankreatopriv

Diagnose

Klinisch	++	Anamnese (Dauer, Frequenz, Konsistenz, Menge, Farbe, Schmerzen, Begleitsymptome), Gewichtsverlust, Stuhlinspektion
Laborchemisch	++	Stuhlanalyse auf pathogene Keime und Bestandteile, Blutgase, Elektrolyte, Blutzucker, Amylase, okkultes Blut
Bildgebend	+	Magen-Darm-Passage, Abdomensonographie, CT, Koloskopie
Physiologisch	+	Blutdruck, Herzfrequenz

Therapie – spezifisch

A   Pseudomembranöse Kolitis: Vancomycin 125 mg/6 h p.o., Metronidazol
    400 mg/8 h p.o.
B   Falls möglich, Absetzen der verursachenden Medikamente, bei NSAR
    auch Wechsel der Substanz
C   Enterotoxin-, radiotherapie-, prostaglandininduziert: ASS, Indometacin,
    Sulfasalazin, Mesalazin, Kortikosteroide (lokal), Sucralfat (u. U. als Klistier); Cholestyramin

D   Gallensalzinduziert, Kurzdarmsyndrom: Cholestyramin 4–8 g/d, ein-
schleichende Dosierung; Colestipol 5–30 g/d
E   Hypergastrinämie, paraneoplastisch bei Bronchialkarzinom: Clonidin,
Karzinoid: Octreotid 50–200 µg/alle 6–8 h s.c., ggf. auch Retardpräparat
(Cyproheptadin/Cholestyramin/Verapamil),
Inselzellkarzinom: Streptozocin,
medulläres Schilddrüsenkarzinom: Bromocriptin
F   Stressinduziert: kurzfristig Lorazepam, Verhaltenstherapie
H   Malabsorption: Enzymsubstitution

Therapie – symptomatisch

Bei leichter Diarrhö:

- diätetische Therapie unter Berücksichtigung der Genese,
- Absorbanzien: Pektin, Aluminiumhydroxid,
- Adsorbanzien: Carbo medicinalis, Kaolin;

Bei mittlerer und starker Diarrhö:

- Codein ED 30–60 mg bis zu 200 mg tgl.,
- Loperamid ED 2–6 mg 1–2 Kaps. nach jedem Stuhlgang,
- Butylscopolamin 50–100 mg/8 h,
- bei gleichzeitig erforderlicher Schmerztherapie evtl. Nutzung der opioid-
typischen Nebenwirkung Obstipation
- *cave:* bei stark sekretorischer Diarhö und gleichzeitiger Opioidtherapie
Gefahr der Ausbildung eines Megakolons!

Bei extremer Diarrhö:

- Octreotid: 50–200 µg alle 6–8 h s.c. ± Opioide

> **❯ Merke**
> - Diarrhö kann zu einer klinisch bedrohlichen Exsikkose und/oder
>   Elektrolytverschiebung führen.
> - Frühzeitig (auch parenterale) Rehydrierung ist besonders notwendig bei
>   alten Patienten, bei Patienten unter laufender Diuretika- und/oder NSAR-
>   Einnahme sowie bei Patienten mit eingeschränkter Nierenfunktion.
> - Die diarrhöinduzierte Exsikkose fällt oft erst durch die Folgen der Elektro-
>   lytverschiebung oder durch neu oder erneut aufgetretene Medikamenten-
>   nebenwirkungen (z. B. Sedierung bei Opioiden) auf.

Pseudodiarrhö

Prävalenz
Unbekannt

Ätiologie

A   Skybalainduzierte fäkale Sekretion der Darmschleimhaut
B   Stresssituationen, Colon irritabile
C   Hämorrhoiden, Analfissuren
D   Kloakenbildung durch zerfallende Tumoren

Diagnose

Klinisch	+++	Rektale Inspektion und Untersuchung, Inspektion von Stuhlmenge und Beschaffenheit, Hydrierungszustand
Laborchemisch	–	
Bildgebend	+	Abdomenübersicht (Skybala)

Therapie – spezifisch

A   Manuelle Ausräumung der Ampulla recti, vorsichtige Klistiere
B   Stressbewältigungshilfen, kurzfristig Lorazepam
C   Lokale Sanierung
D   Falls möglich, operative Sanierung, ggf. Anlage eines Anus praeter und/oder suprapubische Urinableitung

Therapie – symptomatisch

A, C   Bei starker Schädigung der Darmschleimhaut: Steroid-, Sucralfat- oder Bepantheneinläufe
C   Hygiene mit nicht irritierenden Substanzen, extern Salben und Kompressen
D   Verwendung von geeigneten flüssigkeitsabsorbierenden, geruchsbindenden und hautschonenden Vorlagen ► »Kloaken-/Fistelbildung«

Zentralnervöse Kontrolle der gastrointestinalen Motilität

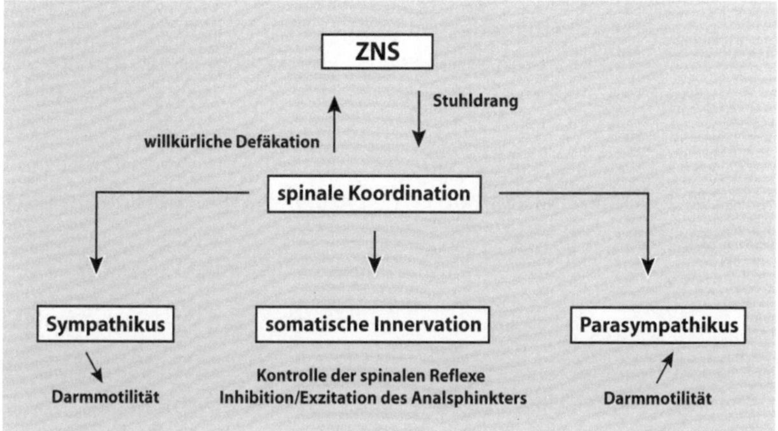

Obstipation

Prävalenz

> 90 % unter Opioidtherapie
40 % ohne Opioidtherapie

> **Merke**
> - *Definition:* harte, schmerzhafte Defäkation bei herabgesetzter Stuhl-
>   frequenz und -menge
> - *Begleitsymptome:* Nausea/Emesis, Schmerzen, Blähungen, Völlegefühl/
>   Inappetenz, Luftnot
> - *Komplikationen:* Pseudodiarrhö, Gewichtsverlust, Ileus, Perforation,
>   Harnverhalt
> - *Aber:* Die Stuhlgewohnheiten sind individuell unterschiedlich. Besonders
>   bei älteren Patienten ist die Fixierung auf die Darmtätigkeit oft problema-
>   tisch.

Ätiologie

A   Tumorbedingt:
mechanische Obstruktion, Kompression durch Tumormassen,
Peritonealkarzinose, maligner Aszites, Myelonkompression, paraneoplastische autonome Neuropathie

B   Tumorassoziiert:
Schwäche, Schmerzen, Dyspnoe, Bettruhe, Ernährungsumstellung,
Dehydratation, Hyperkalzämie, Hypokaliämie, Verwirrtheit, Depression

C   Tumortherapiebedingt:
Vincristin, Vinblastin, Bleomycin, Bariumdiagnostik; Verlust der
Bauchmuskulatur durch Operation; operative Darmdenervierung;
Bridenbildung

D   Medikamentös induziert:
Antazida, Eisen, Diuretika, Anticholinergika, Antihistaminika,
Antidepressiva, Neuroleptika, Antikonvulsiva, Opioide, Muskelrelaxan-
zien, Spasmolytika, 5-HT$_3$-Blocker

E   Tumorunabhängig:
anamnestisch Laxanzienabusus, Hämorrhoiden, Analfissuren, PNP,
Diabetes mellitus

F   Pyelonephritis, Anorexie, Stuhlinkontinenz

Diagnostik

Klinisch	+++	Anamnese, tastbare Tumormassen, Darm-geräusche, rektale Untersuchung, Abwehr-spannung, neurologischer Status
Laborchemisch	++	Ca, K, BZ
Bildgebend	++	Abdomenübersicht, Magen-Darm-Passage, Abdomensonographie, Abdomen-CT, spinales MRI

Schweregrad der Obstipation nach Mancini u. Bruera

Anfertigen einer Abdomenübersicht	
Aufteilung in jeweils 4 Quadranten (Colon ascendens, descendens, transversum und Rektum)	
Beurteilung der Stuhlfüllung pro Quadrant:	
– kein Stuhl im Darmlumen	0 Punkte
– Stuhl < 50 % des Lumens	1 Punkt
– Stuhl > 50 % des Lumens	2 Punkte
– komplette Füllung	3 Punkte
Bei Summenscore > 7 besteht unmittelbarer Handlungsbedarf!	

Obstipation bei Myelonläsionen

Läsionsort	Klinik	Maßnahmen
Konus/Cauda equina	Verlust der rektokolischen Reflexe	Mechanische Enddarmausräumung, Einläufe
Oberhalb der Konusregion	erhaltener Dehnungsreflex	Laxanzien p.o. + Suppositorien/ Mikroklistiere
S1–4	leere Ampulle, schlaffer Sphinkter	Einläufe
Plexus lumbosacralis	je nach Anteil, Schmerz oft dominierend	Laxanzien p.o.

❯ Merke

Jede akute Obstipation mit Verlust des Analreflexes, Verlust der perianalen Sensibilität und Hypotonie des Analsphinkters **erfordert** den Ausschluss einer spinalen Läsion!

Therapie – symptomatisch

- Bei der Verordnung von Laxanzien sind alte Stuhlgewohnheiten (z. B. gewohnheitsmäßige feste Defäkationszeiten), ggf. auch die Verfügbarkeit von pflegerischer Unterstützung zu beachten.
- Die Kombination von Laxanzien mit verschiedenen Wirkprinzipien kann zur Reduktion von Nebenwirkungen sinnvoll sein. Hierbei sollten möglichst Mittel mit gleichem Wirkeintritt kombiniert werden wie z. B. Macrogol + Na-Picosulfat.
- Da kaum ein Palliativpatient seine Trinkmenge ausreichend steigern kann, sind Quellmittel oft kontraproduktiv wirksam (Leinsamen, Meeresalgen). Sie sind bei spastischer und opioidinduzierter Obstipation nicht indiziert.
- Die Therapie der Obstipation sollte immer prophylaktisch erfolgen. Die Risiken einer Elektrolytverschiebung und Exsikkose sind bei einer adäquaten Therapie gering. Der Patient muss hierüber aufgeklärt werden.
- Die Diskussion, inwieweit die opioidinduzierte Obstipation mit der jeweils verwandten Substanz und/oder mit der Applikationsform korreliert ist, ist derzeit noch nicht abgeschlossen. So ist die klinische Relevanz der tendenziell geringeren Obstipation unter transdermalem Fentanyl noch nicht abschätzbar.
- Der oftmals unangenehme Geschmack von Laxanzien lässt sich durch Einrühren in Säfte und andere Getränke mit kräftigem Eigengeschmack gut verdecken.
- Gerade bei gesteigertem Analsphinktertonus (z. B. Opioidnebenwirkung, situativ oder durch lokale Faktoren bedingt) sind lokale Maßnahmen oft hilfreich:
    - Suppositorien: bisacodyl- oder glycerinhaltig, CO_2 entwickelnd,
    - Mikroklistiere: meist besser tolerierbar und äquieffektiv gegenüber Einläufen,
    - Einläufe: oft eine erhebliche Belastung für den Patienten, besonders bei intraabdominellen/pelvinen Tumormassen. *Cave:* kaliumreiche Einläufe.

- Experimentelle Therapien sind der therapierefraktären Obstipation vorbehalten. Zumeist müssen sie auch mit »konventionellen« Laxanzien kombiniert werden, wie z. B. orale Naloxongabe.
- Bei therapierefraktärer Obstipation kann ein Versuch mit (gekühltem) Trimalezoat oral effektiv sein. Bei paralytischem (Sub-)ileus können systemische Prokinetika wie Bepanthen und Prostigmin unter klinischer Kontrolle gegeben werden.

Pharmakologie von Laxanzien

Gruppe	Steigerung von	Substanz	Wirk-eintritt	Nebenwirkung
Irritanzien	Motilität, intestinaler Sekretion	Bisacodyl	6–10 h	Verhinderung der Resorption durch Antazida, enterohepatischer Kreislauf
		Na-Pico-sulfat	6–8 h	Abdominalkoliken. *Cave:* bei kardialer oder renaler Schädigung
Osmotische Laxanzien	Stuhlvolumen, Motilität, intestinaler Sekretion	Lactulose*	24–48 h	Flatulenz
		Macrogol*	6–8 h	keine Elektrolytverschiebung
		Mg-Sulfat	0,5–3 h	Elektrolytverschiebung
Gleitmittel	Motilität	Paraffin	6–12 h	Aspirationsgefahr

* Bei Ersteinnahme ist mit einer starken Verzögerung des WEI zu rechnen.

> **❯ Merke**
> Die Kombination mehrerer Wirkprinzipien kann zur Reduktion von NW (Flatulenz und Bauchkrämpfen) und zur Wirkungssteigerung sinnvoll sein.

(Sub-)akuter (Sub-)ileus

Prävalenz

Stark abhängig von der Tumorentität und von vorbestehenden pathologischen Veränderungen wie autonomer Neuropathie, Zustand nach zahlreichen intraabdominellen Eingriffen oder habitueller Obstipation mit Laxanzienabusus; auch als paraneoplastisches Syndrom möglich.

Ätiologie

A   Mechanischer Ileus
  - Obstruktion und/oder Kompression des Darms durch Tumor oder Bridenbildung; Obstruktion durch (faserhaltige) Ingestiva oder Quellmittel bei geringer Trinkmenge

B   Paralytischer Ileus
  - Medikamentös induziert durch Bleomycin oder Vincaalkaloide (Opioide verursachen spastische Obstipation) oder toxisch;
  - Reflektorisch bei schweren intraabdominalen und/oder retroperitonealen Prozessen (Entzündung, Steineinklemmung,) sowie Peritonealkarzinose
  - paraneoplastische, gastrointestinale Pseudoobstruktion

C   Primär reflektorischer Ileus
  - Ulkus-, Divertikelperforation, Blutung

> **Merke**
> - Jeder akute (Sub-)ileus außerhalb der Terminalphase ist eine Aufforderung zum Handeln.
> - Jeder mechanische Ileus geht mittelfristig in einen paralytischen über.
> - Auch ein therapierefraktärer Ileus kann bei guter Lebensqualität über Wochen überlebt werden.

Diagnose

Klinisch	++	Lokalisierte Hyperistaltik ↔ »Totenstille«; Allgemeinzustand; leeres ↔ mit Skyballa gefülltes Rektum; Abwehrspannung bis bretthartes Abdomen, tastbare Tumormassen; stärkste kolikartige Schmerzen ↔ Spannungsgefühl; Begleitsymptome wie Dyspnoe, Tachykardie, Kaltschweißigkeit, Übelkeit, Erbrechen (Frequenz – Menge – Konsistenz – Farbe – Geruch)
Bildgebend	+++	Abdomenübersicht, -sonographie, CT Abdomen, Magen-Darm-Passage bzw. Enteroklysma
Laborchemisch	++	Säure-Basen-Haushalt, Elektrolyte, Hämoglobin

Therapie – spezifisch

A　Bei komplettem Verschluss Operation anstreben, falls möglich; bis dahin Absetzen der Prokinetika und Laxanzien, ggf. Analgetika- und Spasmolytikagabe

B　Gabe von oralen (Metoclopramid) oder parenteralen (Panthenol, Neostigmin, Distigmin, Takkus) Prokinetika und Laxanzien (Kombinationen! Dosis und Anwendungsweise ▶ Fachinformationen)

C　Indikation zur Operation abklären

Therapie – symptomatisch

A　Bei subtotalem Verschluss und V. a. reversible Ursache (Ingestionsileus) kann ein zeitlich limitierter Versuch mit hoch dosiertem Dexamethason und anschließender Prokinetikagabe gemacht werden; besonders bei hohem Verschluss ist die vorübergehende Anlage einer Magensonde aufgrund der großen Volumina von Erbrochenem sinnvoll (oft schnelles Sistieren der Übelkeit)

A, B　Bei gegebener Inoperabilität ▶ Abschnitt »Nichtoperabler Ileus im Terminalstadium«

C　In der Regel intensivmedizinische Betreuung erforderlich

> **Merke**
> - Kontrolle des Füllungszustandes der Ampulla recti ist wichtig, da bei leerer Ampulle der V. a. auf eine Obstruktion höherer Darmabschnitte auch bei klinisch paralytischem Ileus besteht!
> - Ein Miserere schließt einen Dünndarmileus aus!

Nichtoperabler chronischer Ileus im Terminalstadium

Prävalenz

3 % aller onkologischen Patienten
24 % bei gastrointestinalen Tumoren
42 % bei gynäkologischen Tumoren

Ätiologie

Die Möglichkeiten einer kausalen Therapie des akuten Ileus sind erschöpft. Ziel der Behandlung ist ausschließlich der Erhalt der Lebensqualität durch optimale Symptomkontrolle und palliativmedizinische Begleitung. Diese Situation ist mit dem Patienten zu besprechen!

Konfliktlagen

- Orale Nahrungs- und Flüssigkeitsaufnahme ist nicht mehr möglich.
  - Angst vor subjektiver Hunger- und Durstempfindung
  - Angst vor dem Tod durch Verhungern und Verdursten
  - Wegfall wichtiger sensorischer Reize (Lust beim Essen und Trinken)
  - Wegfall der sozialen Bedeutung gemeinsamer Mahlzeiten und Essenszubereitung
- »Marker« für die Begrenztheit der verbleibenden Lebenszeit
  - Häufig Verlagerung der Interessensschwerpunkte beim Patienten
  - Unsicherheit bei den Angehörigen
  - Angst vor insuffizienter Symptomkontrolle (oft Spiegelung der Unsicherheit beim betreuenden medizinischen Personal)
- Parenterale Gabe von Medikamenten, ggf. auch von Flüssigkeit
  - Minimales technisches Equipment und Können ist erforderlich (s.c. Kanüle, Spritzen, Desinfektionsmittel etc.)

- Technik der subkutanen Hypodermoklyse oder der subkutanen Verweilnadeln wird oft mit Schmerzen assoziiert (»para gelaufene Infusion«)

❯ **Merke**

- In der Situation des chronischen Ileus ist eine medizinisch perfekte Symptomkontrolle absolut erforderlich.
- Der Patient und seine Angehörigen bedürfen in dieser Phase besonders intensiver Begleitung.
- Die Überlebenszeit kann wenige Tage bis mehrere Wochen betragen.
- Miserere ist bei lege artis durchgeführter konservativer Therapie fast immer vermeidbar.

Therapie – Symptomatisch

- **Dauerschmerzen.** Opioide in analgetisch suffizienter Dosis s.c. oder i.v. (stabiler Zugang bereits vorhanden); Ergänzung durch Metamizol 6 g/Tag sinnvoll
- **Kolikartige Schmerzen.** N-Butylscopolamin 60–120 mg/Tag; Ergänzung durch Dexamethason in Einzelfällen hilfreich. Absetzen aller prokinetisch und laxativ wirkenden Substanzen
- **Übelkeit.** Keine prokinetisch wirkenden Substanzen sondern Dimenhydrinat 150–300 mg/Tag oder Haloperidol 1–3 mg/8-stdl.
- **Erbrechen.** Grundlage der Palliation ist die Reduktion der intestinalen Sekretion. Sie macht die Limitierung des Infusionsvolumens auf ein individuell toleriertes und zu titrierendes Maß (Varianz von maximal 250–1500 ml/Tag) zwingend erforderlich. Die medikamentöse Sekretionshemmung erfolgt primär mit Butylscopolamin 60–120 mg/Tag (zugleich Spasmolyse und Hemmung des Brechzentrums). Bei bestehenden Kontraindikationen und/oder unzureichender Wirkung und/oder intolerablen Nebenwirkungen (z. B. Sedierung, Sehstörungen, Palpitationen) wird Octreotid ab 100 µg 6-stündlich s.c. appliziert; bei längeren Verläufen werden häufig Steigerungen erforderlich. Vermutlich ist Vapreotid (Somatostatinanalogon mit langer Halbwertszeit 1-mal wöchentliche i.m.-Gabe) ebenfalls wirksam. Ergänzend sollten hoch dosiert Protonenpumpeninhibitoren gegeben werden.
- **Drainage.** Die dauerhafte Anlage einer Magensonde sollte vermieden werden (»Sozialbarriere«, Quelle zusätzlicher Symptome wie Hals-

schmerzen, Heiserkeit, Entwicklung von Ulzera). Die Patienten tolerieren ein 1- bis 2-maliges schmerzloses Erbrechen pro Tag in der Regel gut nach vorheriger Aufklärung. Die Anlage einer PEG oder Kaderfistel zur Drainage trägt gerade bei hohem Verschluss erheblich zur Lebensqualität bei, da die Patienten wieder trinken und oft auch flüssig-breiige Kost zu sich nehmen können (keine Maßnahme zur Ernährung, nur zur Besserung der Lebensqualität!).

— **Xerostomie.** ▶ dort.
— **Hydrierung.** Rehydrierung ist indiziert beim Auftreten von exsikkose-korrelierten Symptomen wie z. B. Durst bei Hypernatriämie, Myoklonien, Krampfanfällen, Durstfieber. Dann sollte auch ein Elektrolytausgleich angestrebt werden. Techniken ▶ »Praktische Tipps in der Symptomkontrolle«.

Anale Tenesmen

Ätiologie

A   Tumormassen im Becken
B   Infiltration des Plexus lumbosacralis
C   Infiltration des Grenzstrangs
D   Phantomschmerz nach Rektumamputation und Zystektomie (ungeklärte Pathophysiologie)
E   Pseudodiarrhö
F   Strahlenproktitis

Diagnose

Klinisch	+++	Krampf- oder kolikartiger Schmerz, ständiger Stuhldrang
Laborchemisch	–	
Bildgebend	++	CT und MRI Becken
Neurophysiologisch	(+)	Analsphinktermanometrie

Therapie – spezifisch

A, B, C   Antiproliferative Therapien, u. U. Radiatio über Rücken-
marktoleranzdosis hinaus

D   Entfernung von Schleimpfröpfen, Behandlung von lokalen Infekten

E   Laxative Therapie (▶ »Obstipation«)

F   ▶ »Diarrhö«

Therapie – symptomatisch

A–D   Entlastung des Perineums durch geeignete Sitzkissen, Analgetika
(▶ »Schmerzen«)
Muskelrelaxanzien: Tetrazepam 50 mg/8 h; Clonazepam 0,5–1 mg/8 h
Neuroleptika: Levomepromazin 10–20 mg/8 h
Myotonolytika: Baclofen 5–10 mg/8 h;
symptomatisch bei Versagen konservativer Maßnahmen

A–D   Experimentell: Ca-Antagonisten (Diltiazem)

C   Sympathikusblockaden (selten dauerhaft wirksam)

A–D   Periduralanalgesie mit Opioiden, Lokalanästhetika (Bupivacain,
Ropivacain), Clonidin

A, B, D   Neurologischer Sattelblock; Voraussetzung: Anus praeter und
Blasendauerkatheter vorbestehend, da Stuhl- und Harninkontinenz
häufige Komplikationen sind. Weiterhin sollte die Lebenserwartung
begrenzt sein, da sonst die Gefahr eines Deafferenzierungsschmerzes
besteht.

Aszites

Prävalenz

80 % aller Aszitespatienten Leberzirrhose als Ursache
10 % Malignom als Ursache

Ätiologie

A   Tumorunabhängig extrahepatisch: Herzinsuffizienz, Eiweißmangel

B   Gestauter Portalkreislauf durch hepatische Metastasierung, portales
Tumorwachstum (Budd-Chiari-Syndrom)

C   Peritonealkarzinose, paraneoplastische Permeabilitätssteigerung

D   Verlegung von Lymph- und Blutgefäßen durch Tumor oder Thrombus
E   Chylöser Aszites

Diagnose

Klinisch	++	Entstehungsgeschwindigkeit, Behinderungsgrad (Dyspnoe, Darmkompression, Subileus, Schmerzen)
Laborchemisch	++	Albumin, Amylase, Elektrolyte, Transaminasen, Gerinnungsanalysen, Punktat: Eiweißgehalt, maligne Zellen, Blut, Amylase, Bakterien
Bildgebend	++	Abdomensonographie/-CT mit Markierung möglicher Punktionsorte bei gekammertem Aszites, Phlebographie bei Thromboseverdacht

Therapie – spezifisch

A   Behandlung der Herzinsuffizienz, Albuminsubstitution: bei verminderter Eiweißaufnahme und Lebersyntheseleistung falls GE < 3 g/l, nach häufiger Aszitespunktion: 5–7 g Albumin/Punktatliter
Oft kein Langzeiteffekt, teuer
B, C   Antiproliferative Therapie,
intraperitoneale Zytostatika-, Isotopen-, TNF-Instillation, (Effektivität umstritten, teilweise experimentelle Therapie),
D   Unter Umständen Thrombolyse, antiproliferative Therapie
E   Fettarme Kost (bei chylösem Aszites), nur bei längerer Lebenserwartung (bedingt effektiv)

Therapie – symptomatisch

A–D   Keine diätetischen Vorschriften
B, D   Sofort bei akutem Ereignis: 4 mg Dexamethason 4-mal tgl.
A–E   Diuretische Therapie ist oft wenig erfolgreich und kann besonders bei Hypalbuminämie zur Mangeldurchblutung von Gehirn und Nieren führen; von daher immer sorgfältig Nutzen und Risiken abwägen! Eine Diurese sollte maximal 500–1000 ml/Tag ausschwemmen!

Spironolacton TD 200–800 mg – Mittel der ersten Wahl, verzögerter
Wirkeintritt,
Furosemid TD 40–80 mg – als Start und Ergänzung zu Spironolacton
Amiloridhydrochlorid TD 10–40 mg
Kombinationen von Spironlacton und Furosemid sind sinnvoll.

B–E   Großzügige Indikation zur Aszitespunktion, da Elektrolyt- und
Kreislaufstörungen bei Tumorpatienten selten sind;
möglichst vollständig entleeren, u. U. dünnen Katheter über mehrere
Tage in situ belassen (z. B. Robinson-Drainagen)
Der Umgang kann auch von Pflegekräften und Patienten erlernt werden.
Eine Retransfusion oder die Anlage eines Shunts ist nur bei fibrinarmem
Aszites möglich.

Patientenbeispiel ▶ S. 32

77-jährige Patientin mit weit fortgeschrittenen Kolonkarzinom (aus-
gedehntes lokoregionales Rezidiv, peritoneale, hepatische, pulmonale,
ossäre und intrazerebrale Metastasierung mit symptomtischen Krampfanfällen). Aktuell: Situation der nicht-operablen enteralen Obstruktion.
Die Anlage einer PEG zur Drainage war bei ausgedehnter peritonealer
Tumormanifestation (derbe unter der Bauchdecke tastbare Platte) nicht
möglich. In dieser Situation konnte die Palliation von Übelkeit, Erbrechen und Schmerzen durch eine abgestimmte analgetische, antiemeti-
sche und antisekretorische Therapie erreicht werden. Die Patientin hatte
eine gute Lebensqualität. Sie konnte Eisstückchen und gefrorenen Jo-
ghurt lutschen und nahm am Familienleben noch über viele Wochen teil.

Verordnung zur
Symptomkontrolle für:
Frau XXXXXXXXXX
geb. am: XXXXX

Kliniken Essen-Mitte
Evang. Huyssenstiftung
Klinik für Innere Medizin IV

Zentrum für Palliativmedizin

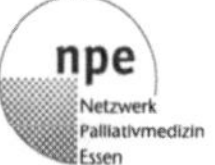

Basismedikation (dauerhaft)

Indikation	Medikament	Dosis	Dosisintervall	Applikationsform
Schmerzen	L-Polamidon	5mg / h	kontinuierlich	Über Pumpe i.v.
	Novalgin	5g / d	In die NaCl	Tropfenzähler i.v.
Übelkeit	Dexamethason	8mg	Alle 8 h	Als KI
	Vomex	1 Amp (62mg)	Alle 8 h	Als KI
Erbrechen	Sandostatin	200µg	Alle 6 h	s.c. oder
	Buscopan	20 mg	Alle 8 h	Als KI
Antikonvulsiv	Rivotril	1 mg	Alle 8 h	Als KI
Hydrierung	0.9% NaCl	1000ml / d	Kontinuierlich	s.o.
	5% Glucose	500 ml / d	Langsam mitlaufen	i.v.

Bedarfsmedikation

Indikation	Medikament	Einzeldosis	Applikationsform	Wiederholbar
Schmerzen	L-Polamidon	3 mg	Als Bolus (Pumpe)	Sperrzeit 15 min
Unruhe /Angst	Tavor Expedit	1- 2mg	Sublingual	Nach Klinik
Druck auf den Anus	Mikroklistier	1 Klisiter	rektal	Nach Bedarf

Sonstiges

Blasen DK	Am 25.6. gelegt
Mundpflege	Olivenöl, Nystatin 6x tgl,
Ernährung	was die Patientin toleriert

Besondere Hinweise: Frau .ist in vollem Umfang über Ihre Erkrankung aufgeklärt. Derzeit sind alle
Symptome der nicht-operablen enteralen Obstruktion ausreichend palliiert.

Pflegeteam: xxxxxxxxxxxx

Bei Rückfragen:
xxxxxxxxxxxxxxxxxxxxx im Notfall:xxxxxxxxxxxxxxxxxxxx

Verordnet von: **Datum:**

Ernährung/Hydrierung

Inappetenz

Ätiologie

A　Medikamentös (Chemotherapie, Opiate, Antibiotika)

B　Unkontrollierte körperliche Symptome (Schmerzen, Nausea, Dyspnoe usw.)

C　Veränderte Geschmacksempfindung durch Medikamente, Radiatio, Zinkmangel

D　Stomatitis, Mundtrockenheit, Schluckstörung

E　Gastroparese

F　»Squashed stomach« bei Hepatomegalie, Aszites usw.

G　Obstipation

H　Depression, Schwäche, Sedierung

I　Umgebungsfaktoren – Gerüche, Ekel erregende Anblicke; ungeeignete Mahlzeiten

Diagnose

Klinisch	+++	Anamnese; Status: Mund, Abdomen, Gewicht und BMI; Medikation überprüfen; Erfassung von Stimmungslage und sozialem Umfeld
Laborchemisch	+	Spurenelemente, Kreatinin, Harnstoff
Bildgebend	+	Abdomenleeraufnahme, Abdomensonographie

Therapie – spezifisch

A　Auslöser verzichtbar/ersetzbar?

B　Siehe entsprechende Kapitel

C　Substitution von Spurenelementen, Gewürze bereitstellen zum Nachwürzen

D　▶ »Stomatitis«; Speisen in geeigneter Zubereitungsform

E　Metoclopramid bis 100 mg/Tag als Prämedikation vor Mahlzeiten; kalte Speisen und Getränke

F   Tumorhemmende Therapie, Aszitespunktion, evtl. abschwellend Korti-
     kosteroide
G   ► »Obstipation«
H   ► »Depression«, »Fatigue«, »Sedierung«
I   Essen möglichst außerhalb Schlaf- und Therapiebereich servieren

Therapie – symptomatisch

- Wunschkost; »gesundes« Essen wird bei fortschreitender Krankheit
  unwichtiger
- Kleine, appetitlich angerichtete Portionen, anreichern mit Reibkäse,
  Rahm ...
- Dauernde Verfügbarkeit leicht essbarer Zwischenmahlzeiten (nährstoff-
  und kalorienreich!)
- Angehörige involvieren: Zwang zum Essen fördert Wohlbefinden nicht,
  soziale Rolle des Essens aufrechterhalten

Anorexie – Kachexie

Pathophysiologie

Der Gewichtsverlust kommt durch 2 Mechanismen zustande. Im Rahmen des
»Hungermetabolismus« führt die ungenügende Kalorienzufuhr zu einem
Abbau der Energiereserven bei minimaler Proteolyse. Bei Sekretion von »Ka-
chektinen« kommt es neben der Lipolyse zu einer ausgeprägten Proteolyse in
Muskeln und Organen und schließlich zum Organversagen.

Ätiologie

Meist multifaktoriell
A   Inappetenz
B   Produktion von Tumorkachektinen (unabhängig vom Tumorstadium)
C   Produktion von Kachektinen durch chronische Infekte

Diagnose

Klinisch	+++	Gewicht, Verlauf des BMI schon früh im Krankheitsverlauf; Anamnese, Status; Nahrungsanalyse
Laborchemisch	+	Entzündungsparameter, BZ, GE, Spurenele mente; Bakteriologie
Bildgebend	+	evtl. Nachweis Infektherd

Therapie – spezifisch

A ▶ »Inappetenz«
B Antineoplastische Therapie
C Antibiotika, interventionelle Infektsanierung

Therapie – symptomatisch

- Prednisolon 5–50 mg/Tag: rasche Tachyphylaxie, stimmungsaufhellend
- Megestrolacetat 600–1000 mg/Tag: nicht eindeutig belegt wirksam
- Cyproheptadin: nur sehr eingeschränkt wirksam
- Dihydrocannabinol: beginnend mit 1-mal 2,5 mg/Tag. Dosis individuell ermitteln. Noch nicht abschließend beurteilbar
- Hilfe bei der Auseinandersetzung mit dem veränderten Körperbild

Therapie – prophylaktisch

Experimentell: Frühzeitiger Einsatz von Eicosapentaensäure (Fischöl, erhältlich in Kapseln oder Proteindrinks) scheint die metabolische Wirkung der Kachektine zu verhindern.

> ❯ **Merke**
> 30 % aller Tumorpatienten sterben an dem Anorexie-/Kachexiesyndrom. Trotzdem gilt, dass die Auszehrung die Angehörigen in der Regel mehr stört als die Patienten. Nahrungsaufnahme darf nicht zum Selbstzweck werden.

Exsikkose

Ätiologie

A Mangelndes Durstgefühl
B Schwäche
C Schluckstörungen, Nausea, Erbrechen, Ileus, Diarrhö
D Verwirrtheit, Depression
E Diurese: osmotisch, iatrogen

> **Merke**
> Der Grad der Dehydrierung entspricht nicht unbedingt dem Durstgefühl.
> Ödeme und Exsikkose schließen einander nicht aus.

Diagnose

Klinisch	++	Durst, Verwirrtheit, Müdigkeit, Schwäche, verminderter Hautturgor, verdickter Speichel, orthostatische Hypotonie bis hin zum Schock, Zeichen der Medikamententoxizität (Kumulation), Flüssigkeitszufuhr, Urinvolumen
Laborchemisch	++	Elektrolyte, Kreatinin, Harnstoff, Blutzucker
Bildgebend	+	Thoraxröntgen kann Hypovolämie bestätigen

Therapie – spezifisch

A–C   *Hydrierung* vorzugsweise subkutan

> **Merke**
> - Indikation sehr sorgfältig stellen und regelmäßig reevaluieren!
> - Exsikkose kann vorteilhaft sein, z. B. bei lokaler Ödemgefahr durch Lungenläsionen oder ZNS-Tumor (Lungenödem ist häufigste Komplikation »blinder« Hydrierung).
> - Nachteilig ist Exsikkose z. B. bei hohem Bedarf an nierenpflichtigen Medikamenten.

Technik der subkutanen Hydrierung:

über subkutan liegende Butterflynadel (mehrere Tage brauchbar); elektrolythaltige Lösungen wie NaCl 0,9 %; Glukose nur, wenn die Nahrungsaufnahme sichergestellt ist, mit bis zu 40 mEq KCl/24 h; TD_{max} 3000 ml über eine Punktionsstelle; wo nötig, 2 verschiedene Stellen benutzen. Als Erhaltungsdosis reichen meist 500 ml/24 h; kann intermittierend, z. B. nur über Nacht, gegeben werden; Resorption am besten infraklavikulär > abdominal > Oberschenkel; bei unbefriedigender Resorption Hyaluronidase 300 IE s.c. durch dieselbe Nadel 12-stündlich oder in Infusion mitlaufen lassen; möglichst nicht in vorbestrahlte und/oder ödematöse Bereiche applizieren; bei bestehendem Zugang auch i.v.-Hydrierung;

C ▸ »Stomatitis«, »Schluckstörung«, »Diarrhö«, »Ileus«
D ▸ »Verwirrtheit/Delir«, »Depression«
E Diuretikagabe stoppen; andere Ursachen reversibel?

Therapie – symptomatisch

— Mundpflege!!!
— künstlicher Speichel als Spray;
— Bonbons oder Eis (mit Aromen!) lutschen;
— Mund mit feuchten Wattestäbchen ausreiben;
— Luftbefeuchter;
— Medikamentendosierung an verminderte Ausscheidung anpassen!!
— ▸ »Verwirrtheit/Delir«

Ernährungsformen

Definitionen

Orale Ernährungstherapie	– Ergänzend zur normalen Nahrungsaufnahme – Ausschließlich, wenn kein normales Essen möglich
Enterale Ernährung	– Nahrungszufuhr über eine Sonde – Nasogastral: nur kurzfristig, unangenehm und auch im sozialen Kontakt störend! – Gastral (PEG) – Transpylorisch (Sonde bis zum Duodenum vorgeschoben) – Jejunal (Jejunostomie)
Parenterale Ernährung	– Intravenöse Zufuhr von Nährstoffen und Flüssigkeit – Peripher, keine optimale Zusammensetzung – Zentralvenös, TPN auch langfristig möglich

Indikationen, Vorteile, Nachteile, Hinweise

Oral

- *Indikationen:*
  - Prophylaxe und Therapie der Mangelernährung, wenn Schluckakt und Darmfunktionen erhalten sind
  - Inappetenz
  - Fatigue
  - Hypoproteinämie
- *Vorteile:*
  - Physiologischer Weg, technisch anspruchslos, kostengünstig
  - Gesicherte Zufuhr der wesentlichen Nährstoffe
  - Gleichzeitige Einnahme normaler Speisen möglich, weniger Zwang bezüglich deren Menge und Zusammensetzung

- *Nachteile:*
  - Eingeschränkte Auswahl von Geschmacksrichtungen der Nahrungs-supplemente
  - Verordnete Menge wird oft nicht ganz getrunken
  - *Cave:* Schluckstörung für Flüssigkeiten
- *Hinweise zur Durchführung:*
  - Kühlung der Nährlösung fördert Magenentleerung, indiziert bei Völlegefühl, Nausea, verminderter Darmmotilität
  - Süße Nährlösungen können weiterverarbeitet werden, z. B. zu Eis, als Milchshake mit frischen Früchten; pikante Lösungen wärmen, nachwürzen

Enteral

- *Indikationen:*
  - Ernährung bei gestörtem Schluckakt und erhaltener Darmfunktion
  - HNO-Tumoren
  - Ösophagusstenosen
  - Während Bestrahlung im HNO-Bereich oder Ösophagus
  - Hirnnervenausfälle (z. B. Schädelbasismetastasen)
- *Vorteile:*
  - Physiologische Aufnahme via Darm
  - Trophik und Immunkompetenz des Darms bleiben erhalten
  - Handhabung von Patienten/Angehörigen einfach lernbar
  - Relativ kostengünstig
- *Nachteile:*
  - Regurgitation, teils übler Geschmack
  - Aspirationsgefahr
  - Gastrointestinale Unverträglichkeit
- *Hinweise zur Durchführung:*
  - Ernährung einschleichend beginnen
  - Gastral intermittierende oder kontinuierliche Gabe möglich
  - Duodenal und jejunal nur kontinuierliche Gabe (Schwerkraft oder Pumpe)
  - Sondenpflege ▶ »Pflege von PEG-Sonden«
  - Service des Herstellers: Lieferung der Sondenkost nach Hause mit Kontakt zu Fachperson verbunden

Parenteral

- *Indikationen:*
    - Überbrückend bei interkurrenten Situationen (minimale Dauer: 5 Tage)
    - Therapierbare Infektionen
    - Perioperativ
    - Therapiefolgen von Radio- oder Chemotherapie (z. B. KMT)
    - Mittelfristig reversibles Erbrechen (z. B. Medikamenten-NW)
    - Langfristig bei Kurzdarmsyndrom, Strahlenenteritis, chronischer intestinaler Pseudoobstruktion, Malnutrition bei HIV-Wasting

> **❯ Merke**
> Weder Lebensverlängerung noch Gewinn an Lebensqualität nachgewiesen durch TPN bei fortgeschrittener Kachexie und/oder begrenzter Lebenserwartung!

- *Vorteile:*
    - Ernährung möglich bei totalem Darmausfall
    - Zufuhr genau erfassbar/dosierbar
    - Schnelle Korrektur von Defiziten und metabolischen Entgleisungen
- *Nachteile:*
    - Unphysiologisch
    - Technisch anspruchsvoll
    - Hohes Risiko schwerer Komplikationen
    - Teuer; Nutzen-Kosten-Verhältnis nur selten günstig!
- *Hinweise zur Durchführung:*
    - Peripher Energiebedarf abdeckbar, aber keine komplette Ernährung möglich
    - Zentral hochkonzentrierte Lösungen verabreichbar, fein abgestimmte und komplette Ernährung möglich
    - Hygienisch einwandfreie Handhabung ist absolut wesentlich
    - Heimparenterale Ernährung möglich bei langfristig indizierter TPN

Komplikationen

Oral/enteral	
	A Veränderung der Sondenlage
	B Verstopfung der Sonde
	C Drucknekrosen, Erosionen
	D Reflux, Aspiration
	E Meteorismus, Nausea, Erbrechen, Völlegefühl
	F Diarrhö
	G Obstipation
	H Metabolische Entgleisung, Mangelerscheinungen
Parenteral	
	I Zwischenfälle bei Katheterinsertion
	K Thrombosen
	L Kathetersepsis
	M Metabolische Entgleisungen, Mangelerscheinungen

Prophylaxe und Therapie der Komplikationen

Oral/enteral

A   Röntgen- oder endoskopische Kontrolle, Korrektur evtl. endoskopisch

B   ▶ »Pflege von PEG-Sonden«

C   Weiches Sondenmaterial, wenn nötig Pause bis zum Abheilen oder Neueinlage in anderer Position

D   Duodenale/jejunale Sondenlage, Hochstellen des Oberkörpers, H_2-Antagonisten

E   Zufuhr reduziert/kontinuierlich, Sondenlage verändern, Nährlösung wechseln, prokinetische Antiemetika ▶ »Übelkeit und/oder Erbrechen«

F   Verschiedene meist reversible Ursachen: Nahrungsaufbau verlangsamen, Zusammensetzung und Temperatur der Nährlösung überdenken, bakterielle Überwucherung antibiotisch behandeln; weitere Ursachen ▶ »Diarrhö«

G   Flüssigkeitszufuhr erhöhen, ballaststoffreiche Sondennahrung

H   Regelmäßige Überwachung; Flüssigkeitszufuhr, Zusammensetzung und Applikationsgeschwindigkeit anpassen; wo nötig orale Antidiabetika oder Insulin

Parenteral

I   ▶ Fachliteratur

K   Subklinische kleine Thromben wahrscheinlich häufig, ausgedehnte Thrombosen mit oberer Einflussstauung ▶ Fachliteratur

L   Entfernung des infizierten Katheters, Antibiotikagabe, Indikation zur
TPN überdenken

M   Gute Überwachung, flexibles Ernährungsregime

Produkte für die Ernährungstherapie

Siehe auch Fachliteratur, Beratung mit spezialisierter Fachperson empfehlenswert!

Oral/enteral	– Viele Produkte erhältlich mit geeigneter Osmolarität, Viskosität, Haltbarkeit, Verpackung – Verschiedene Diätformen wählbar, Produkte ohne problematische Substanzen (Gluten, Lactose usw.), mit Ballaststoffen – Geschmack nach Patientenwunsch, wenn nötig Geschmacksabwandlung mit Aromen usw.; selbst duodenal applizierte Sondennahrung kann unangenehm aufstoßen! – Keine Eigenfabrikation von Sondennahrung!
Parenteral	– Fertige bedarfsdeckende Produkte sind erhältlich. – Einzelne Komponenten können flexibel zugegeben oder weggelassen werden. – ▶ Fachliteratur

❯ Merke

Wünscht ein Patient ganz auf Ernährung zu verzichten, muss die Zufuhr von
Kohlenhydraten konsequent unterlassen werden! Nur so wird die Insulin-
produktion eingestellt, es werden Ketokörper gebildet, die subjektives Wohlbefinden sichern. Diese Strategie führt zu einem friedlichen Tod innerhalb
weniger Wochen.

Pflege von PEG-Sonden

Indikationen

- **Zur Ernährung bei**
  - Schluckstörungen
  - Stenosen (definitiv oder überbrückend während Tumortherapie)
  - während Therapie mit Risiko von Stomatitis
- **Zur Entlastung bei**
  - nichtoperablem Ileus

Handhabung der PEG-Sonde

- Die Sondenaustrittstelle mit Wasser und milder Seife reinigen und trocken halten
- Zur Vermeidung lokaler Reizung Fixierung des freien Endes auf der Haut
- Der Patient darf ohne besondere Vorsichtsmaßnahmen duschen und schwimmen.
- Bei Sekretion: Bakteriologie und lokal antimykotische/antibiotische oder desinfizierende Therapie (möglichst keine Salben, sondern Tinkturen)
- Verfärbung der Sonde durch Tee möglich, unproblematisch
- Nach Applikation von Sondennahrung bzw. Medikamenten Sonde immer spülen
- Verstopfung verhüten: Medikamente mit extremen pH-Werten vermeiden (führen zum Ausfällen von Eiweiß), Medikamente verdünnen, einzeln verabreichen, vor und nach jedem Medikament Sonde spülen

Ernährung über PEG-Sonde

- Nach Einlegen der Sonde 24–48 h keine Zufuhr
- Tag 1 und 2: 100 ml Tee 2-mal täglich
- Ab Tag 3: 100–200 ml Sondenkost 2- bis 3-mal täglich
- Nach Verträglichkeit bis maximal 3 l täglich steigern, entspricht 3000–4800 kcal)
- Gabe als Bolus von bis zu 300 ml, oder besser Tropf- oder Pumpenapplikation (am besten über Nacht)
- Gekühlte Sondennahrung beschleunigt Magenentleerung, indiziert bei Völlegefühl, Nausea, reduzierter Darmmotilität

- Sondennahrung bei Raumtemperatur hat keinen Einfluss auf die Darm-motilität
- Bei Reflux Oberkörper hoch lagern oder Beintieflagerung

Medikamente über PEG-Sonde

- Polypragmasie meiden
- Soweit möglich auf rektale, subkutane oder transdermale Medikamente umstellen
- Flüssigpräparate verwenden, bei parenteralen Formen pH-Wert und Magenverträglichkeit abklären
- Tabletten sehr fein vermörsern (*keine* Retardpräparate!)
- Vor und nach Applikation Sonde spülen

Entlastung über PEG-Sonde

- Sonde muss meist dauernd offen gelassen werden, an Stomie- oder Urinbeutel anschließen
- Sonde mehrmals täglich spülen
- Patient kann frei Getränke, Suppen ohne Einlagen und Speiseeis zu sich nehmen

Stoffwechsel

Metabolische Entgleisungen kommen beim onkologischen Patienten häufig vor. Diese betreffen besonders den Kalzium-, aber auch den Kalium-, Natrium-, Glukose-, Harnsäure- und Säure-Basen-Haushalt. Da die Behandlung der letztgenannten kein spezifisch onkologisches Problem darstellt, wurde auf ihre Darstellung an dieser Stelle verzichtet. Darüber hinaus müssen endokrine Dysfunktionen beachtet werden. Besonders häufig sind: exokrine Pankreasinsuffizienz, Nebennierenmetastasen, Schilddrüsendysfunktionen sowie parakrine Aktivität von Tumoren.

Wir möchten eindringlich darauf hinweisen, dass in der Differenzialdiagnostik vieler, auch schwerwiegender Symptome metabolische Entgleisungen stets bedacht und häufig auch behandelt werden müssen.

Beispiele: Hyperkalzämie bewirkt Obstipation, Übelkeit, Erbrechen, Verwirrtheit und Sedierung. Alle diese Symptome sind auch opioidinduziert und/oder durch zentrale Metastasen bedingt möglich.

Endokrine paraneoplastische Syndrome

Syndrom der inadäquaten Sekretion des antidiuretischen Hormons (SIADH)

Prävalenz

Bis zu 10 % bei kleinzelligem Bronchialkarzinom, aber auch bei Karzinoiden u. a.; Letalität bis zu 10 %

Ätiologie

Überproduktion von antidiuretischem Hormon (Stimulation der Hypophyse durch ektop produziertes Vasopressin oder vasopressinähnliche Substanzen)

Diagnose

Laborchemisch	+++	Urinosmolalität>Serumosmolalität, Serumhyponatriämie, normales extrazelluläres Volumen

Klinik

- Chronische Hyponatriämie oft klinisch stumm
- Erbrechen, Verwirrtheit, Lethargie
- Seltener Krämpfe, Koma, fokal neurologische Symptome

Therapie

- Wasserrestriktion auf 800–100 ml/Tag bei leichten Fällen
- 3 % NaCl 0,1 mg/kgKG/min + Furosemid in mittelstarken Fällen
- Lithium oder Demeclocyclin oder Urea (▶ Lehrbücher Endokrinologie) in schweren Fällen

Cushing-Syndrom

Ätiologie

Ektope oder orthotope unkontrollierte Glukokortikoid-, ACTH-, oder CRH-Produktion

Prävalenz

- 65 % primäre Hypophysenadenome
- 20 % Nebennierenrindentumore
- 14 % ekt ope ACTH-Produktion

Diagnose

Laborchemisch	+++	(▶ Lehrbücher Endokrinologie)
Bildgebend	++	

Klinik

- Hypokaliämie, Hyperglykämie, Ödeme, proximale Muskelschwäche, Hypertonie, Gewichtsverlust
- Bei Malignomen selten das »typische« Cushing-Bild mit Striae, Mondgesicht, Stiernacken

Therapie

- Spezifisch antineoplastisch, wenn irgend möglich
- Symptomatisch: Versuch der Unterdrückung der Kortikoidsynthese mit Aminogluthemid, Ketokonazol, Octreotid, Metyrapone (alle nebenwirkungsreich und toxisch)
- Ultima ratio: bilaterale Adrenalektomie

> ❯ **Merke**
> Endokrine paraneoplastische Syndrome sind häufig. Sie können praktisch jedes Hormon betreffen durch Sekretion von Stimulationsfaktoren, Veränderungen der Regelkreise (teilweise bis hin auf Transkriptionsebene), ektope Produktion des Hormons oder hormonähnlicher Substanzen. Ihre Symptomatik weicht oft von der durch eine nicht tumorassoziierte Überfunktion ab. Ihre Aktivität korreliert mit dem Tumorwachstum. Von daher ist die Therapie der ersten Wahl immer spezifisch antineoplastisch. Viele der symptomatischen Maßnahmen sind mit einer teilweise erheblichen Toxizität verbunden.

Hypercalziämie

Ätiologie

A   Osteolytische Metastasen
B   Hyperparathyreoidismus
C   Paraneoplastische Sekretion (z. B. »parathormone like peptide«)
D   Nephropathie

Diagnose

Klinisch	++	Schwäche, Müdigkeit, Anorexie, Nausea, Emesis, Obstipation, Polyurie, Polydipsie, Herzrhythmusstörung, Bewusstseinstrübung, Hyporeflexie, psychotische Zustände
Laborchemisch	+++	Elektrolyte, Kreatinin, alkalische Phosphatase, Albumin, Parathormon
Bildgebend	+	Skelettszintigraphie, Skelettröntgen

Therapie – spezifisch

A, C   Antiproliferative Therapie

B, D   ► einschlägige Fachliteratur

Therapie – symptomatisch

- Mittel der ersten Wahl: Bisphosphonate, (akut i.v., chronisch auch p.o.-Therapie möglich),
- Dosierung in Abhängigkeit vom Ausmaß der Hyperkalzämie und möglicherweise Nierenfunktionseinschränkung,
- Beispiel: Pamidronat 30–90 mg in 1000 ml NaCl 0,9 % über 2–4 h oder Zolendronat 4 mg über 20 min 3–4-wöchentlich,
- nur bei milder Hyperkalzämie: forcierte Diurese, 3 l NaCl 0,9 % in 5–10 h, 40–80 mg Furosemid maximal alle 2 h.
- Als Ergänzung bei stärkerer und chronischer Hyperkalzämie: 100 mg Prednison (besonders bei hämatologischen Erkrankungen), Calcitonin 100–200 IE s.c./nasal

Respirationstrakt

Husten

Prävalenz

37–50 %

Pathophysiologie

1. Reizung von Rezeptoren in Nasenhaupt-/-nebenhöhlen, Pharynx, Tracheobronchialbaum, Perikard, Ösophagus, Magen, Zwerchfell
2. über sensorische Afferenzen (N. vagus) zum Hirnstamm (Hustenzentrum)
3. motorische Efferenzen zum Effektorgan Muskulatur

Ätiologie

A   Tracheobronchialer Reiz durch Sekrete, Infektionen
B   Tumor: Deformation des Brochialbaums, Lungenmetasen mit und ohne intraluminäres Wachstum, Lymphangiosis carcinomatosa, Atelektasen, poststenotische Pneumonie
C   tumortherapiebedingt: Strahlen-/Bleomycinpneumonitis, postoperative Mediastinitis
D   Pleuraler Reiz
E   Aspiration von Nahrung/Erbrochenem, ösophagotracheale Fistel
F   Trockenheit der Raumluft, Kälte oder andere Reizstoffe
G   Andere: Reizung des äußeren Gehörganges, Medikamente (insbesondere ACE-Hemmer), gastroösophagealer Reflux
H   Psychisch getriggert (Angst, Unruhe)
I   Perikarderguss

Diagnose

Klinisch	++	Auslösende Faktoren, trocken/produktiv, Tag/Nacht, Medikamente. Status: Infiltrate, Kavernen, Pleuraerguss
Laborchemisch	++	Bakteriologie, Zytologie
Bildgebend	++	Thoraxröntgen, Bronchoskopie, bronchoalveoläre Lavage

Therapie – spezifisch

A   Bei Infektion: gezielte Antibiotikabehandlung, bei Unmöglichkeit einer systemischen Antibiose kann ein Versuch mit inhalativen Antibiotika gemacht werden (z. B. 2-mal Tobramycin-Injektionslsg. per Ultraschallvernebler); zähes Sekret: Acetylcystein p.o./Inhalation, s.c.-/i.v.-Hydrierung (▶ »Praktische Tipps« und ▶ »Allgemeinsymptome,« »Exsikkose«); antisekretonische Therapie initial mit N-Butylscopolamin 10–20 mg s.c.; parallel transdermal Scopolamin (*cave:* Karchaindikationen), Limitierung insbesondere der parenteralen Flüssigkeitsgabe, Absaugen meist zu unangenehm,
Chemotherapie (das pulmonale Parenchym entfaltet sich nur, wenn eine Atelektase < 3 Wochen alt ist)

B   Lumeneröffnung durch Stenteinlage, Laserung, Bestrahlung

F   Ursachen beheben, Rauchverbot!

E   Fraktionierte Nahrungsaufnahme in aufrechter Stellung (▶ »Übelkeit/Erbrechen«)

D   Bei Pleurapunktion 1%iges Lokalanästhetikum 5–10 ml instillieren (dünnen Katheter dafür belassen)

G   Behandlung je nach Befund

H   Ggf. Anxiolytika (z. B. Lorazepam), Atemtraining

I   Perikardpunktion

Therapie – symptomatisch

- Wirksamkeit ist für alle Opioide belegt. Oxycodon vermutlich stärker wirksam als Codein (3- bis 5-mal 30–60 mg), Dihydrocodein (3-mal 60 mg retard; 6-mal 10–30 mg nicht retard), Hydrocodon (3-mal 10 mg p.o., 3-mal 7,5–15 mg i.v.) und Morphin. Methadon und Hydromorphon schwächer antitussiv wirksam. Der antitussive Effekt ist bereits in Dosen unterhalb der analgetisch notwendigen voll vorhanden, von daher macht die zusätzlich Gabe eines weiteren Opioids oder eine Dosiserhöhung bei laufender Opioidanalgesie keinen Sinn.
- Zentrale Nichtopioidantitussiva: Clobutinol (Wirksamkeit nicht belegt), Pentoxyverin (Wirksamkeit nicht belegt), Noscapin (3-mal 25 mg p.o., Wirksamkeit belegt)

Dyspnoe

Schema Physiologie der Atemregulation

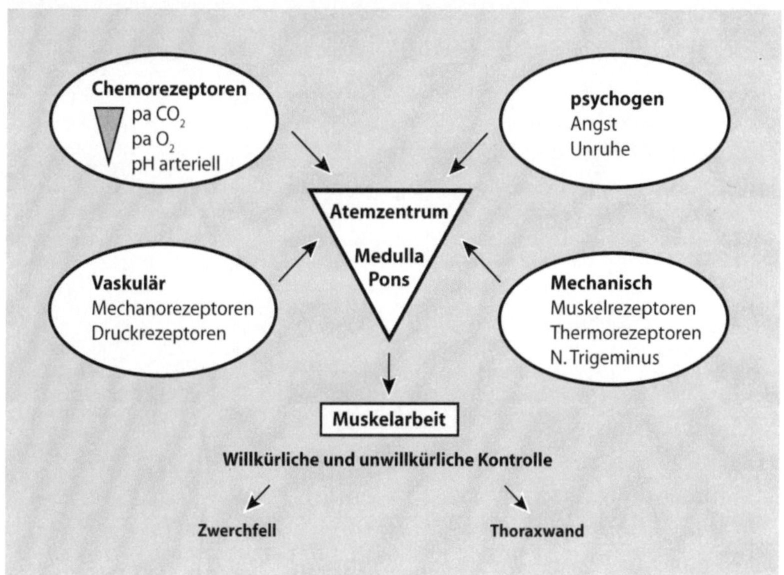

Prävalenz

48–60 % aller Tumorpatienten
70 % in den letzten Lebenswochen
80–90 % in den letzten 24 h

Risikofaktoren für des Auftreten einer Dyspnoe

- Mediastinal-/Hilustumore
- Rippen- und pulmonale Metastasen
- Kachexie und Schwäche der Atemmuskulatur
- vorbestehende nicht tumorbedingte Risikofaktoren

> ❯ **Merke**
> - Dyspnoe ist eine subjektive Empfindung.
> - Dyspnoe (subjektiv) darf nicht mit Hypoxie (objektiv) verwechselt werden.
> - Tachypnoe (objektiv) kann ohne Dyspnoe (subjektiv) vorkommen.
> - Bradypnoe (objektiv) kann ohne Dyspnoe vorkommen (Beispiel: Opioid-
>   überdosierung)

Ätiologie

Bei fortgeschrittenen Tumorkrankheiten meist restriktives Syndrom:

A   Muskulär: Atrophie, Lähmung
B   Pleural: Erguss, Tumor
C   Zwerchfell: Hochstand, Lähmung
D   Pulmonal: Metastasen, Lymphangiosis neoplastica, entzündliche Infil-
    trationen, Lungenödem
E   Thoraxwand: Deformation, Schmerzen

Obstruktiv (zusätzlich):

F   Sekretion
G   Tracheobronchiales/ösophageales Tumorwachstum, Ödem bei oberer
    Einflussstauung
H   Bronchospasmus (oft reflektorisch)
I   Stimmbandparese

Ventilations-Perfusions-Mismatch:

J   Lungenembolien
K   Hyperventilation psychogen

L   Kompensatorische Tachypnoe bei metabolischer Azidose
     ARDS (»adult respiratory distress syndrome«)

Diagnose

Klinisch	+++	Atemtyp, Atemgeräusche, Begleitsymptome, akute/ chronische Dyspnoe bei Embolien, Asthma, Angst, Fieber
Labor-chemisch	+	kapillare Blutgasanalyse, Kreatinin, Blutzucker, Sputum-bakteriologie, Ergussanalyse, Blutbild, Pulsoxymetrie (*cave*: tiefes Hb!)
Bildgebend	++	Röntgen, US/CT, bei schwieriger DD auch US Abdomen
Neurophy-siologisch	++	EKG

Therapie – spezifisch

Sauerstoff immer bei Hypoxie, zur Prophylaxe von Gewebeschädigung
Dosis: S_aO_2 > 90 % anstreben (2–6 l/min)

> ❯ **Merke**
> Nur in sehr wenigen Situationen CO_2-Retention. Daher ist meistens die
> Kombination von O_2 und Opioiden ungefährlich.

A   Mechanische Beatmung bei Tumorpatienten nur bei besonderer Indikation
B   Entlastungspunktionen, zusätzlich je nach Prognose:
     evtl. lokale Zytostatikainstillation bei pleuralem Tumorbefall: 5-Fluoro-uracil (750 mg) oder Bleomycin (50 mg) unverdünnt über Pleurakatheter;
     gut verträglich, bremst (manchmal) Nachbildung von Erguss,
     Drainage mit Pleurodese: stationär, unter Analgetikaschutz, Prämedikation mit Opioiden,
     50 mg Morphin bereithalten als Reservemedikation,
     pleuroskopische Talkpleurodese (nur erfahrene Pneumologen)
C   Aszitespunktion (▶ »Allgemeinsymptome«), Hepatomegalie antiproliferativ behandeln

D und G   u. U. antineoplastische bzw. antibiotische/antimykotische Thera-
   pie, Steroidstoß bei Einflussstauung; Stenteinlage
E   Optimale Analgesie (▶ »Schmerzen«)
F und G   (▶ »Husten«)
H   Inhalieren: 2 ml 0,9 % NaCl mit Ipratropium-bromid, Salbutamol oder
   Kombinationen von beiden,
   Theophyllin möglichst nur morgens (Nachtschlaf!) topische und/oder
   systemische Kortikosteroide
A, E   Prophylaktisches Atemtraining
J   präventiver Effekt von Heparin-Natrium bei fortgeschrittenen Tumoren
   nicht nachgewiesen,
   oft subklinisch bei Opioidbehandelten
K   Entspannungsübungen, kurzwirksame Benzodiazepine (▶ »Angst«)
L   Na-Bicarbonat 1–2 g p.o./i.v. nur nach Blutgasanalyse

Therapie – symptomatisch

Pharmakologische Therapie – symptomatisch

Opioide:

- subjektive Besserung der Beschwerden, ohne Induktion einer Atem-
  depression!
- Alle Opioide sind antidyspnoeisch wirksam.
- Die antidyspnoeisch effektive Dosis ist mindestens 30 % höher als die an-
  algetisch suffiziente.
- Die antidyspnoeische Wirksamkeit der Opioide entspricht ihrer analgeti-
  schen Potenz.
- Bolusinjektionen von Opioiden sind vermutlich stärker antidyspnoeisch
  wirksam als orale Applikationsformen. Retardzubereitungen sind ver-
  mutlich am wenigsten geeignet; für inhalative Opioide wurde keine
  Wirksamkeit bewiesen.
- Die antidyspnoeische Wirkung von Opioiden unterliegt einer raschen
  Tachyphylaxieentwicklung.

Opioide bei akuter Dyspnoe:

- Bolus von 5 mg s.c./10 mg p.o. schnell resorbierbares Morphin bei
  Opioidnaiven.

- 10 % der TD Morphin oder äquipotente Dosierungen eines stark wirksamen Opioides bei opioidbehandelten Patienten

Nicht-Opioide:

- Benzodiazepine wirken bei Dyspnoe anxiolytisch und verstärken die atemdepressorische Wirkung von Opioiden.
- Es gibt erste Hinweise auf eine Wirksamkeit von Neuroleptika bei Dyspnoe (z. B. Chlorpromazin 25 mg rektal alle 4–12 h).
- Kortikosteroide sind effektiv bei ödematöser und obstruktiver Komponente sowie bei Lymphangiosis karzinomatosa.

Nichtmedikamentöse Therapie – symptomatisch

- Zunahme des Links-Rechts-Shunts bei Lungenmetastasen von 20–30 % in Ruhe auf 70–80 % bei Belastung: notwendige und/oder wünschenswerte körperliche Belastungen vorher planen und möglichst ergonomisch ausführen
- Kühle Luft und Wind wird als dyspnoelindernd empfunden (keine überheizten Räume, gut lüften).
- Keine beengende Kleidung, Aufenthalt in möglichst großen Räumen
- Bei Hypersekretion antisekretorische Therapie (Butylscopolamin, transdermales Scopolamin, Restriktion der parenteralen Flüssigkeitszufuhr)

Terminalphase

Massive Lungenembolie (LE):
freigebig hochpotente Opioide, Lorazepam s.l. oder Midazolam s.c./i.v.; O_2, und v. a. »beruhigende Präsenz«

Obstruktion:
wie bei massiver LE, zusätzlich Dexamethason 10–20 mg i.v., Inhalier-/Sauerstoffmaske kann beengend wirken, nicht erzwingen!

Cheyne-Stokes-Atmung:
für Angehörige oft sehr belastend: erklären!

Hämoptoe:
Beruhigende Präsenz; ab 2,5 mg Midazolam (oder anderes Benzodiazepin) und Morphin (oder anderes Opioid) nach Klinik s.c., i.v.

Terminales Rasseln

Prävalenz

23–80 %
hoher Prädiktionswert für die Terminalphase

Ätiologie

A   Tracheale Hypersekretion bei Aspirationstracheitis
B   Tracheale Sekretansammlung bei vermindertem Hustenreflex, ineffi-
    zientem Husten bei Kachexie, Asthenie, Tachypnoe, Lumenverlegung
C   Lungenödem, Herzinsuffizienz

Diagnose

Klinisch	+++	Hörbar! Bei Auskultation oft tracheales Rasseln, vom Lungenödem schwer abzugrenzen
Laborchemisch	–	
Bildgebend	+	Thoraxröntgen nur in Ausnahmefällen

Therapie – spezifisch

A   Aspiration vermeiden (▸ »Schluckstörungen«)
A und B   Absaugen und Abklopfen in Kopftieflage, ggf. kurzfristig in
    Bauchlagerung, und nur, wenn durchführbar
C   Furosemid 40–60 mg i.v./p.o., dann auf Blasenentleerung achten!

Therapie – symptomatisch

Hydrierung reduzieren oder beenden
Antisekretorische Therapie mit 10–20 mg Butylscopulamin s.c. oder
2–3 transdermalen Systemen von Scopulamin (Wirkeintritt nach 6 h) 0,2 mg
Glycopyrronium 6-stl. s.c. (teuer, keine zentralen NW)

❯ **Merke**

Das Geräusch ist positionsabhängig. Optimale Lagerung suchen.

Urogenitaltrakt

Miktionsstörung

Prävalenz

Stark variierend in Abhängigkeit von Alter und Geschlecht

Reflexbögen zur Blasenfunktion

- Koordination der willkürlichen Kontrolle des Miktionsreflexes: Detrusorzentrum im Frontalhirn und Blasenzentrum im Hirnstamm
- Ausreichend lange Detrusorkontraktion für vollständige Blasenentleerung: afferent vom M. detrusor zum Pons, efferent Formatio reticularis zum sakralen Miktionszentrum (S2–4)
- Koordination von Detrusor und urethraler Muskulatur/Relaxierung des quergestreiften Sphinkters: afferent vom M. detrusor zum sakralen Miktionszentrum, efferent N. pudendus zum M. sphincter urethra externus (quergestreifter Anteil)
- Willkürliche Beeinflussung des M. sphincter urethra externus (quergestreift): efferent von Kortex zum Nucleus N. pudendus im sakralen Miktionszentrum

Periphere und autonome Innervation

- Sympathikus: Detrusorrelaxation, Blasenhals- und Sphincter-internus-Kontraktion (Speicherphase); Ursprung im Bereich der Segmente Th10(12)–L2, peripher dem N. hypogastricus zugeordnet
- Parasympathikus: Initiierung der Kontraktion des Detrusors und Hemmung der Kontraktion der glatten urethralen Muskulatur (Entleerungsphase); Ursprung im sakralen Miktionszentrum (S2–4), peripher dem N. pelvicus zugeordnet

Pathophysiologie der neurogenen Miktionsstörung

- *Detrusorhyperreflexie/-instabilität* bei Schädigungen oberhalb der Pons; kein Restharn, aber Pollakisurie, (Drang-)inkontinenz, imperativer Harndrang, z. B. bei Morbus Parkinson, Mantelkantenprozess, Enzephalitis disseminata, Demenz
- *Detrusor-Sphinkter-Dyssynergie* bei Schädigung oberhalb des Conus medullaris (auch spinale Reflexblase), Stakkatomiktion, Pollakisurie mit

Reflex- und Dranginkontinenz, mäßige Restharnmenge z. B. durch Tumorkompression, Myelitis, Diskusprolaps
- *Detrusorhyporeflexie* bei Schädigung des sakralen Miktionszentrums oder Läsion der peripheren Blaseninnervation (N. pudendus), Harnverhalt mit hoher Restharnmenge (areflexive autonome Blase), Überlaufinkontinenz

Harninkontinenz

Prävalenz

In der Terminalphase bei tief sedierten Patienten häufig. Ansonsten bei Tumormanifestationen im kleinen Becken, Beckenbodenbereich

Ätiologie

A Überlaufinkontinenz bei Harnretention
B Drang-Inkontinenz bei Trigonumreizung durch Tumor, Infektion, Bestrahlung, Zytostatika
C Urge-Inkontinenz bei Rückenmark- oder Plexusläsion, neurogene Blase
D Stressinkontinenz bei Sphinkterläsion
E Bewusstseinsstörung
F Vesikovaginale Fistel
G Einnässen bei liegendem Katheter, Blasenspasmen

Diagnose

Klinisch	++	Genaue Anamnese (s. oben), Prostatapalpation, Restharnbestimmung mittels Einmalkatheterismus, Begleisymptome wie Schmerzen oder Unruhe, neurologischer Status, Medikamenteneinnahme
Laborchemisch	++	Nierenretentionswerte, Urinstatus
Bildgebend	++	Ultraschall, CT, MRI
Neurophysiologisch	++	Miktionsurogramm, z. B. Pudendus-SEP, EMG des M. sphincter ani externus

Therapie spezifisch

A   ▶ »Harnretention«

B   Tumorhemmende bzw. antibiotische Therapie; MESNA bei Zyklophos-
phamidtherapie (nur prophylaktisch wirksam)

C   Tumorhemmende Therapie, operative Rückenmarkdekompression

E   ▶ »Verwirrtheit/Delir«, »Sedierung«

F   Bei genügender Lebenserwartung operative Sanierung; Kathetereinlage
kann Verschluss/Vernarbung fördern

G   Verkrustete Katheter wechseln, kein größeres Lumen wählen; Ballon
wenig füllen bzw. liegenden Ballon verkleinern

Therapie – symptomatisch

A   ▶ »Harnretention«

C   Akut notfallmäßig hoch dosiert Dexamethason

B–E   Individuell angepasste Inkontinenzeinlagen, Trinkmenge v. a. abends
reduzieren (möglichst wenig gestörte Nachtruhe, Katheterismus immer
dann, wenn Haut durch Mazeration gefährdet)

B, C   Imipramin 10–20 mg zur Nacht

B, G   Propiverin, Phenazopyridin, Flavoxat, Trospiumchlorid, Butylscopolamin (Indikation, Kontraindikation und Dosierung ▶ Fachinformation
des jeweiligen Spezifikums)

F   Gelegentlich Anlage eines suprapubischen Katheters sinnvoll, da so
manchmal die perineal sezernierte Menge abnimmt

Harnretention

Ätiologie

A   Medikamentös induziert (Opioide, trizyklische Antidepressiva, Antihypertensiva)

B   Mechanisch: Tumorkompression, benigne Prostatahyperplasie

C   Neurogen: spinale Reflexblase bei Schädigung oberhalb des Conus
medullaris (selten absoluter Harnverhalt!, meist nur geringe bis mäßige
Restharnbildung), areflexive autonome Blase bei Schädigung des sakralen Miktionszentrums oder des N. pudendus

D   Bewusstseinsstörung

E   Obstipation
F   Verstopfter Blasenkatheter

Diagnose

Klinisch	++	Tastbare Blase, suprapubischer oder generalisierter Bauchschmerz, Restharnbestimmung mit Einmalkathetersierung
Laborchemisch	++	Kreatinin, Harnstoff
Bildgebend	++	US zur Restharnbestimmung, CT, MRI zur DD

Therapie spezifisch

A   Möglichst Absetzen oder Wechsel der Medikamente (bei Opioiden aber
     meist nur initiale NW)
B   Bei Lebenserwartung > 3 Monate TURP, Finasterid
     Tumorhemmende Therapie
D   ▶ »Verwirrtheit/Delir«, »Sedierung«
E   ▶ »Obstipation«

Therapie – symptomatisch

A, B, C, D   Blasenkatheter (transurethral oder suprapubisch)
     bei geringer Lebenserwartung bzw. kurzfristig überbrückend
C   Spinale Reflexblase: α-Sympatholytika (Doxazozin, Prazozin, bei
     Sphinkterspastik ggf. Baclofen), Blasentraining, Selbstkatheterismus,
     Kondomurinal. Areflexive autonome Blase: Carbachol 10–40 mg p.o.;
     Distigminbromid 1- bis 2-mal täglich 5 mg
E   Laxative Therapie
F   Freispülen des Katheters, bei Verstopfung durch Blutkoagel auch Blasenspülkatheter

❯ **Merke**
▬ Unruhe ist besonders beim bewusstseinsgetrübten Patienten oft das
   einzige Zeichen eines Harnverhalts.

■ Der akute Harnverhalt bedarf der schnellen symptomatischen Therapie.
Ausführliche Diagnostik und kausale Verfahren können danach durchgeführt werden.

Terminale Niereninsuffizienz/Urämie

Prävalenz

Unbekannt

Ätiologie

A Medikamentös induziert (NSAID; Zytostatika, Antibiotika, Kontrast-
mittel etc.)

B Prärenal (Exsikkose, Hyperalbuminämie, Hypotension, Ischämie, Para-
proteine, Hyperurikämie etc.)

C Renal (toxisch, entzündlich)

D Postrenal [Verlegung der Ureteren durch Stein, Tumor, Fibrose (radiogen), Blutung, Abszess]

❯ **Merke**

■ Überprüfung der Reversibilität des Nierenversagens

■ Entscheidung über Nierenersatzbehandlung möglichst vor Dialysebeginn

■ Bei Verzicht auf Dialyse sorgfältige palliativmedizinische Betreuung und
Begleitung!

■ Nach Abbruch der Dialyse beträgt die Überlebenszeit 6–8 Tage.

Diagnose

Klinisch	+	Urämiezeichen, bei fehlender oder einge-schränkter Wasserdiurese auch Überwässe-rungssymptome
Laborchemisch	+++	Retentionsparameter, Elektrolytentgleisung
Bildgebend	+	Sonographie, CT

Therapie – spezifisch (nur bei reversiblen Ursachen)

A   Absetzen der verursachenden Medikamente, Versuch der Diuresesteigerung, Wasser- und Elektrolytbilanzierung
B   Rehydrierung, ggf. Plasmapherese, bei ausgedehntem Zellzerfall vorbeugende Gabe von Allopurinol
C   Antibiotika, Tuberkulostatika, Immunsuppressiva
D   Steinentfernung, Stenteinlage, ggf. Transplantation bzw. Peritonealisierung der Ureteren, transkutane Nephrostomie, Anlage einer Neoblase.

Therapie – symptomatisch

A–D   Je nach vorherrschender Symptomatik (▶ einschlägige Kapitel); wichtig ist eine Dosis-/Dosisintervallanpassung der verabreichten Medikamente an die veränderten Ausscheidungsbedingungen.

Symptome der terminalen Niereninsuffizienz

20–40 %: Schmerzen, Agitiertheit, Myoklonien, Dyspnoe, Rasselatmung
< 20 %: Diarrhö, Dysphagie, Übelkeit
selten: Durst, Singultus, »restless legs«, Pruritus, Malgeusie

Blasentenesmen

Ätiologie

A   Tumor intra- oder extravesikal
B   Zystitis durch Infektion, Zytostatika, Bestrahlung
C   Blasenkatheter falsch liegend, infiziert, verkrustet
D   Phantomschmerz nach Zystektomie

Diagnose

Klinisch	++	Schmerzanamnese, Katheterlagekontrolle, ggf. alle 2 h Urin inspizieren, Harnverhalten ausschließen
Laborchemisch	++	Urinsediment, Bakteriologie
Bildgebend	+	Abdomensonografie zur Restharnbestimmung

Therapie – spezifisch

A   Antiproliferative Therapie, wenn möglich

B   Antibiotika p.o., möglichst gemäß Resistenztestung, antiseptische Blasenspülungen mit PVP-Iod, bei Cyclophosphamidgabe prophylaktisch MESNA!

C   Ballongröße reduzieren, Blasenspülungen, Katheterwechsel

Therapie – symptomatisch

- Perfekte Intimpflege, analgetische Behandlung (▶ »Schmerzen«),
- Flavoxat 200 mg p.o. 3- bis 4-mal tgl.,
- Butylscopolamin 20 mg s.c. 3- bis 5-mal tgl. oder als Reserven 10–20 mg s.c. bei Spasmen,
- Phenazopyridin 3-mal 100 mg,
- Amitryptilin 25–50 mg p.o. noctu,
- Baclofen 5–10 mg p.o./8 h,
- ggf. Blasenspülung mit 0,2% Lidocain-Lsg.,
- ausreichende Trinkmenge zur Verdünnung des Urins,
- gelegentlich Wärmeapplikation

Neurologische Symptome

Körperschema der radikulären und sensiblen Innervation

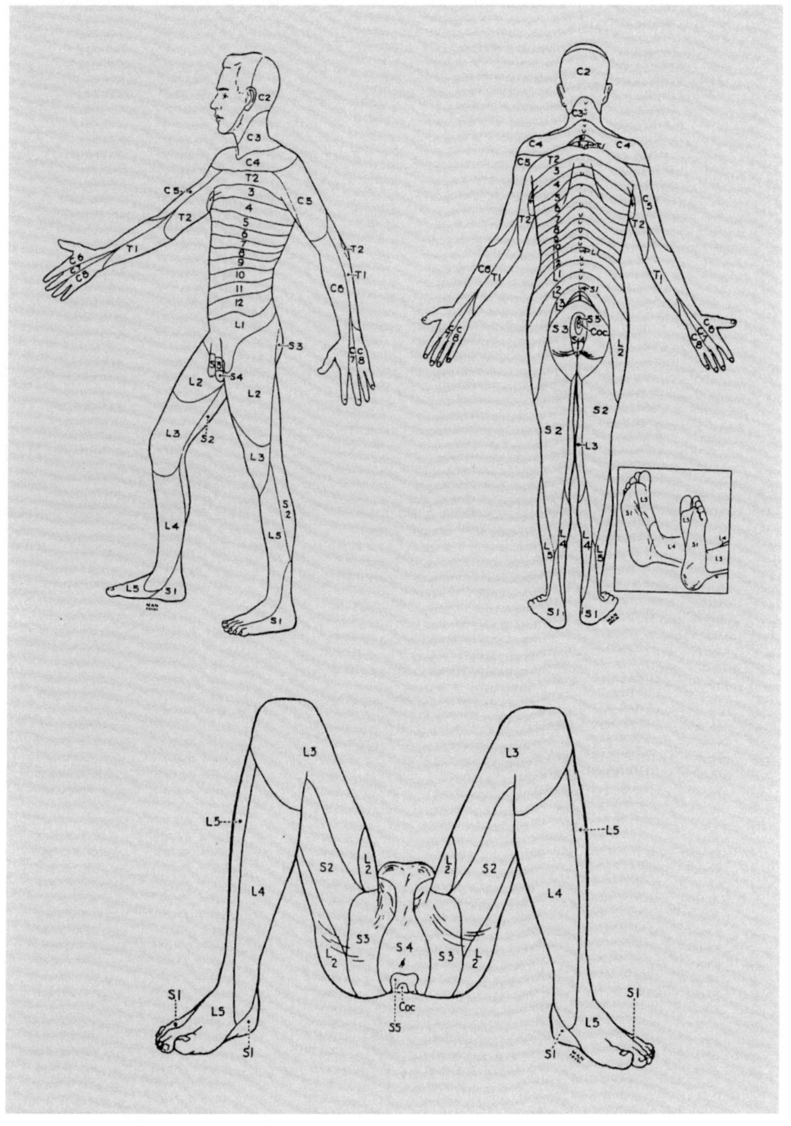

Hirnnervenausfälle und klinische Syndrome

Hirnnerv	Motorisch	Sensibel
N. olfactorius	–	Störungen der Geschmacksempfindung Störung der Geruchsempfindung
N. opticus	–	Visus-/ Gesichtsfeldausfälle
N. oculomotorius	Komplett: paretischer Bulbus + Ptosis, weite lichtstarre Pupille, keine Reaktion auf Konvergenz Interna: Pupillenstarre, Akkomodationsstörung Externa: eingeschränkte Bulbusmotilität	–
N. trochlearis	Eingeschränkte Bulbussenkung, Wendung und Neigung des Kopfes und des Kinns zur gesunden Schulter	–

Hirnnerv	Motorisch	Sensibel
N. trigeminus	In Abhängigkeit vom Schädigungsort – bei beidseitiger Läsion des N. masticatorius: Unterkiefer hängt, Mund steht offen – distal des Ganglion Gasseri: Ausfälle nur im Bereich eines Asts – einseitige Läsion: bei Mundöffnung Abweichung des Unterkiefers zur gesunden Seite – Läsion des Ganglion: in einer Gesichtshälfte – einseitige supranukleäre oder nukleäre Schädigung: keine Ausfälle, da Kaumuskeln bereits versorgt sind	– Hyp-/Anästhesie im Gesicht (Scheitelhöhe bis Mandibularrand), Schleimhäute an Augen, Nase, Mund, Stirnhöhlen – Periost des Gesichtsschädels sowie Mundhöhle und vorderen 2/3 der Zunge – Läsion im Hirnstamm: zwiebelschalenförmige Sensibilitätsausfälle (z. B. taube Kinnspitze bei Infiltration)
	Reflexprüfung – Kornealreflex (V1- + VII-Efferenz) – Masseterreflex – Orbicularis-oculi-Reflex	Geschmacksstörung
N. abducens	Augenmuskelparese	–
N. facialis	Peripher: hängender Mundwinkel, Lagopthalmus, gestört sind Stirnrunzeln, Wangenaufblasen, Naserümpfen und Pfeifen Zentral: Stirnrunzeln und Lidschluss möglich, sonst wie peripher	Abhängig von Schädigungsort: – mastoidaler Bereich: Geschmacksstörung – tympanaler Bereich: Geschmacksstörung, Hyperakusis – labyrinthärer Bereich: ▶ tympanal – Kleinhirnbrückenwinkel: Taubheit

Hirnnerv	Motorisch	Sensibel
N. vestibulo-cochlearis	Nystagmus	Hörstörung, Schwindel, Tinnitus
N. glossopha-ryngeus	Gravierende Ausfälle meist nur bei gleichzeitigem Betroffensein des Vagus: Gaumensegelparese, kein Würgereflex	Gravierend meist nur bei Mitbeteiligung des Vagus: Geschmacks-störung, Anästhesie des Pharynx
N. vagus	Einseitig: geringe Schluck- und Sprechstörungen, Dysphonie Beidseitig: Aphonie	Meist Kombination mit N. glossopharyngeus, ▶ oben
N. accessorius	Schulterhebung und Elevation des Armes >90° sowie Außen-rotation erschwert	–
N. hypoglos-sus	Einseitig peripher: Zungen-atrophie, -deviation Beidseitig peripher: Kauen und Schlucken massiv gestört, bulbäre Dysarthrie	–

Klinik der Plexusläsionen

Läsionsort	Klinisches Bild*
Oberer Armplexus (C5–C6)	Armabduktion und -außenrotation nicht möglich
	Ellbogenflexion nicht möglich
	Sensibilitätsstörung: Schulter, Oberarm-außenseite, radialer Unterarm
Mittlerer Armplexus (C7)	Ellbogen- und Fingerstreckung nicht möglich
	Sensibilitätsstörung: Mittelfinger
Unterer Armplexus (C8–Th1)	Finger- und Handbeugung nicht möglich
	Sensibilitätsstörung: ulnar Unterarm, Hand-kante, Finger
Plexus lumbalis (L1–L4)	Paresen proximale Hüft- und Beinmuskulatur
	Sensibilitätsstörung: Leiste, ventromedialer Oberschenkel (oft Schmerzen!)
Plexus sacralis (L4–L5)	Parese distale Beinmuskulatur, Blasen-, Mast-darmlähmung (!!)
	Sensibilitätsstörung: lateraler Oberschenkel, Unterschenkel, gesamter Genital- und Anal-bereich

* Im Bereich der Sensibilitätsstörungen sind neben Ausfall- auch Reizsymptome (Dysästhesie, Hyperpathie, Hyperalgesie, Paroxysmen) und Schmerzen häufig.

Krampfanfälle

Definition

Episode unkontrollierter motorischer, sensorischer oder psychologischer Aktivität verursacht durch eine plötzliche exzessive Entladung kortikaler Neurone, gefolgt von einer Periode metabolischer zerebraler Depression von variabler Dauer.

Prävalenz

- Gesamtbevölkerung 5 %
- Herpes-simplex-Encephalitis 10 %
- Gehirnabszesse 45 %
- zerebrale Metastasen 15–21 % (häufiger bei multiplen Metastasen +/– meningealer Aussaat)
- primäre ZNS-Lymphome 15 %
- primäre Hirntumoren ca. 50 % (abhängig von der Tumorart: Glioblastome 37 %, Oligodendrogliome 92 %)

Kategorien

Primär generalisierte Krämpfe
- tonisch-klonisch (Grand Mal)
- Petit Mal (Absence, myoklonisch, tonisch, klonisch, astatisch)

Fokale (partielle) Krämpfe
- einfach partiell (motorisch, sensibel, vegetativ, isolierte Auren) (auch ohne Bewusstseinstrübung möglich)
- komplex partiell (immer mit Bewusstseinsstörung einhergehend!, oft epigastrische Aura oder Déjà-vu-Erlebnisse, im Anfall Automatismen v. a. der orofazialen Muskulatur)
- sekundär generalisiert (fast immer symptomatische Epilepsie; nur 1/3 Urin- oder Stuhlabgang am Ende des Krampfs, häufig aber seitlicher Zungenbiss, Lichtreaktion der Pupillen vorübergehend oft fehlend)

Ätiologie

A   Idiopathisch: familiäre Belastung, Manifestation abhängig von Epilepsietyp und Alter

B   Symptomatisch bei strukturellen Veränderungen (Entzündung, Blutung, Metastase, Hirntumor)
C   Fieber und Exsikkose
D   Medikamenten-/Alkohol-/Drogenentzug
E   Metabolisch, z. B. Urämie

> **Merke**
> - Zahlreiche Medikamente senken die Krampfschwelle: NSAID, Opioide, Baclofen, einige Antibiotika, Neuroleptika (Clozapin, Levomepromazin, Haloperidol, Flupentixol), trizyklische Antidepressiva (Maprotilin, Amitriptylin, Clomipramin), Theophyllin.
> - Metabolische Entgleisungen, Fieber und Exsikkose senken die Krampfschwelle.
> - Bei Krampfanfall ggf. nach weiteren Entzugssymptomen suchen.

Diagnostik

Klinisch	++	Verwechslung mit psychogenen Anfällen möglich (hier erhaltene Pupillenreaktion auf Licht, meist zugekniffene Augen, selten Verletzungen)
Laborchemisch	+	Antikonvulsivaspiegelbestimmung
Bildgebend	++	CT, MRI, Nachweis struktureller Veränderungen
Neurophysiologisch	+++	Elektroenzephalogramm

Therapie – kausal

B   Dexamethason (i.v. oft bessere Verfügbarkeit als p.o.), Radiatio, Chemotherapie, Operation
C   Fiebersenkende Maßnahmen, Rehydrierung
D   Unter Abstinenz oft keine weiteren Anfälle
E   Ausgleich der metabolischen Entgleisung

Therapie – symptomatisch

A, B   Einstellung auf Antikonvulsivum (sollte vom Neurologen erfolgen, da
Substanz in Abhängigkeit vom Epilepsietyp gewählt wird)
C   Unter Umständen Clonazepam, Benzodiazepin
D   Clomethizol bei Alkoholentzug (bereits antikonvulsiv wirksam)

Allgemeine Verhaltensmaßnahmen bei einem Krampfanfall

- Ruhe bewahren, keine medikamentöse Soforttherapie
- Den Patienten aus einem möglichen Gefahrenbereich bringen
  (Nähe von Treppen, Maschinen, spitzen Gegenständen)
- Keine Fixierungsversuche
- Keinen Beißkeil oder Ähnliches zwischen die Zähne (Aspirationsgefahr!!!)
- Medikamentöse Therapie in Abhängigkeit von der Anfallsdauer:
  - bis 5 min: keine Medikamente!!! Allgemeine Maßnahmen
  - Dauer von 5–10 min: Benzodiazepine
    s.l. z. B. 2,5 mg Lorazepam;
    rektal z. B. 10 mg Diazepamrektiole;
    i.v. 1 mg Clonazepam über 5 min, ggf. nach 5 min wiederholen;
    2–4 mg Lorazepam über 5 min, ggf. nach 15 min wiederholen;
    u. U. auch Midazolam
  - Dauer von 10–30 min: Benzodiazepine ggf. einmal wiederholen,
    ggf. 50 ml 50 % Glukose zur Deckung des intrazerebral erhöhten
    Glukosebedarfs, außerhalb der Terminalphase stationäre Aufnahme
    mit Monitormöglichkeit besonders bei medikamentöser Therapie
- Bei postiktalem Dämmerzustand keine medikamentöse Therapie, son-
  dern bei längerer Dauer stabile Seitenlage

Hirndruck

Definition

Ein erhöhter intrakranieller Druck liegt bei Werten über 15 mg Hg vor.

Prävalenz

20–30 % aller Tumorpatienten haben symptomatische Hirnmetastasen
(50 % autoptisch).

Ätiologie

A Hirnmetastasen, -abszesse, -tumoren, mit perifokalem Ödem, Einblutung

B Meningeosis neoplastica

C Akut nach Schädelbestrahlung

D Im Rahmen des Leukostasesyndroms

E Wasserintoxikation bei SIADH

Diagnostik

Klinisch	++	Bei akutem Hirndruck mit Einklemmung: motorische Unruhe, Bewusstseinstrübung, später Streckspasmen, Ausfall von Hirnstammreflexen und vegetativer Zentren; bei subakutem/chronischem Hirndruck: Erbrechen, Kopfschmerzen, Singultus, Gähnen, zunehmende Bewusstseinstrübung, neurologische Ausfallsymptome, Wesens-/Verhaltensveränderungen
Laborchemisch	+	Hinweise auf Entzündung, Infektion, Gerinnungsstörung, Liquorzytologie, Blutgasanalyse
Bildgebend	+++	CT, NMR; Stauungspapille nur 25 % der Patienten, fast nie bei akutem Hirndruck

Therapie – spezifisch

A Operation bei oberflächlichem, einzigem Tumor und bei Abszessen, Ganzschädelbestrahlung in allen Fällen von Hirnmetastasen, da stets multiple Mikrometastasen vorhanden sind; Dexamethason 16–8–4 mg p.o./s.c. tgl. während der ganzen Bestrahlung, dann langsam ausschleichen

B Bestrahlung oder intrathekale Chemotherapie

C Akut: Mannitol i.v., dann Steroiddosis erhöhen!

D Zytostatische Behandlung

E ▶ »Endokrine paraneoplastische Syndrome«

Therapie – symptomatisch

Außerhalb der Terminalphase:

Erhalt eines ausreichenden zerebralen Perfusionsdrucks (arterieller Blutdruck); *cave:* Intenisve diuretische Therapie kann zu Hypovolämie und damit zur Verschlechterung der Situation beitragen.

Ausreichende Oxygenierung (z. B. Fiebersenkung)

Vermeidung aller begünstigenden Faktoren

Kopf-/Oberkörperhochlagerung um 15–30 % anstreben

Medikamentöse Therapie:

- höchstdosiert Dexamethason (initial bis 36 mg möglich; v. a. bei perifokalen Ödemen)
- Manitol 20 % 125 ml über 10 min je nach Bedarf 4- bis 6-mal täglich
- In Einzelfällen Acetazolamid wirksam
- Erbrechen ▶ Kap. »Gastrointestinaltrakt, Übelkeit und/oder Erbrechen«
- Kopfschmerzen: Opioide können zunächst den Hirndruck durch Vasodilatation steigern, sodass eine rasche Dosissteigerung erforderlich werden kann; ein initialer Versuch mit Nichtopioiden (z. B. Paracetamol auch i.v.) ist gerechtfertigt.
- Verwirrtheit ▶ Kap. »Psychiatrische Symptome, Verwirrtheit/Delir«

In der Terminalphase bei stärkst bewusstseinsgetrübten/komatösen Patienten:

- Fortsetzen der vorbestehenden Medikation insbesondere mit Opioiden, Antiemetika und falls möglich auch Antikonvulsiva (ggf. Umstellung auf rektale, parenterale Benzodiazepine)
- Therapie von Unruhe bevorzugt mit Benzodiazepinen und Barbituraten (z. B. Thiopental 2–7 mg/kgKG, auch antikonvulsiv)
- Ggf. Absetzen der Kortikoidmedikation

❯ **Merke**

Ohne Therapie beträgt die mittlere Überlebenszeit bei symptomatischen Hirnmetastasen 1 Monat, mit Kortikosteroiden 2 Monate, nach Bestrahlung 3–6 Monate.

Neurologische Ausfälle durch intrazerebrale Metastasierung

Prävalenz

- Hirnmetastasen (30 % aller Tumorpatienten)
- leptomeningeale Metastasierung (1–8 % aller Tumorpatienten)

Ätiologie und klinisches Bild

A   Hirnmetastasen ▶ Kap. »Hirndruck« und Lehrbücher der Neurologie

B   leptomeningeale Metastasierung: 1/3 zentrale fokale neurologische Ausfälle wie Hörverlust, Sehstörungen, An-/Hypästhesie im Gesicht; häufig diffuser Kopfschmerz und radikuläre tief sitzende Rückenschmerzen

C   Schädelbasismetastasierung

- *Syndrom der vorderen Schädelgrube:* N. opticus, Frontalhirnsyndrom, oft Epilepsie
- *Periorbitalsyndrom:* retro- und supraorbital Schmerzen, Doppelbilder, Hypästhesie im Bereich des 3. Trigeminusasts
- *Paraselläres Syndrom:* einseitiger Stirnkopfschmerz mit Doppelbildern, ggf. Hemi- oder Quadrantenanopsie
- *Fissura-orbitalis-superior-Syndrom:* N. oculomotorius, N. trochlearis, N. ophthalmicus, komplette Ophtalmoplegie mit Ptosis, weite lichtstarre Pupille, Sensibilitätsstörung im 1. Trigeminusast
- *Foster-Kennedy-Syndrom:* ipsilatereale Optikusatrophie, kontralaterale Stauungspapille (Raumforderung vordere Schädelgrube)
- *Syndrom der mittleren Schädelgrube:* An-/Hypästhesie im Gesicht, Schmerzen im Bereich Nn. mandibularis und maxillaris, ipsilaterale Schwäche der Kaumuskulatur
- *Foramen-jugularis-Syndrom:* Heiserkeit, Dysphagie, Schmerzen im Bereich des Ohrs oder des Mastoid, manchmal zusätzlich Glossopharyngeusneuralgie, ipsilateral: Schulter-Nacken-Schmerzen, Horner-Syndrom, Parese von Gaumensegel, Stimmband, Mm. sternocleidomastoideus, trapezius, ggf. Zunge
- *Atlantookzipitalsyndrom:* einseitiger Hirnkopfschmerz mit Verstärkung durch Nackenbeugung, Schwäche des M. sternocleidomastoideus, Parese des N. hypoglossus

- *Sinus-sphenoidalis-Syndrom:* beidseitiger Stirn- oder Retroorbital-kopfschmerz, ggf. Doppelbilder
- *Kleinhirnbrückenwinkel:* Ausfälle im Bereich der Hirnnerven VIII (vestibularis), VII (facialis) sowie V1, 2 (ophthalmicus, maxillaris), VI (abducens)

D Hirnnervenbeteiligung (selten isolierte Störung, meist komplexe Syndrome, ▶ oben)

- *Glossopharyngeusneuralgie:* starke und stärkste Schmerzen im Bereich der Zunge oder des Nackens mit Ausstrahlung ins Ohr oder ins Mastoid, Schmerztriggerung durch Schlucken; Synkopen und plötzliche Orthostase möglich
- *Trigeminusneuralgie:* Schmerzen im Ausbreitungsgebiet eines Asts

Diagnose

Klinisch	++	Sorgfältiger Neurostatus
Bildgebend	+++	CT, MRI

Therapie – kausal

Radiatio und/oder liquorgängige bzw. intrathekale Chemotherapie (u. a. abhängig von Tumorhistologie)

Therapie – symptomatisch

A–D Dexamethan p.o./s.c./i.v. bis 36 mg tgl.

Schmerzbehandlung (▶ Kap. »Schmerzen«)

Therapie von Nausea (▶ Kap. »Gastrointestinaltrakt, Übelkeit und/oder Erbrechen«)

Bei Hirnnervenausfällen Prophylaxe gegenüber ausfallsbedingten Komplikationen, wie z. B.:

- Schluckstörungen (Aspirationsgefahr),
- beidseitige Stimmbandlähmung (Tracheostomieindikation),
- Schwindel und Fallneigung (bei Doppelbildern ggf. Prismenbrille),
- Selbstverletzung bei enoraler Hypästhesie

Muskuläre Symptome/Myoklonussyndrome

Definition

Kurze unwillkürliche und plötzlich einschießende Bewegungen mit klinisch erkennbarem Bewegungseffekt

Ätiologie

A Physiologisch

B Essenziell

C Epilepsieassoziiert

D Symptomatisch:
- metabolisch (Urämie, diabetische Ketazidose, Hypoglykämie)
- toxisch (z. B. trizyklische Antidepressiva, MAO-Hemmer, Penicilline, Cephalosporine, Opioide)
- infektiös-entzündlich
- paraneoplastisch (z. B. bei Adenomen)
- fokale ZNS-Läsionen (z. B. Blutung, Trauma)

Diagnose

Klinisch	++	Neurostatus, Anamnese: uni-/multifokal, generalisiert, arrhythmisch/rhythmisch, spontan vereinzelt, dauernd, Triggermechanismen
Bildgebend	++	CT, MRI
Neurophysiologisch	+++	EEG, EMG

Therapie – spezifisch

C Antikonvulsive Therapie

D Ausgleich der metabolischen Störung, falls möglich, Absetzen der Medikamente, ggf. Opioidwechsel, antiinfektiöse Therapie (häufig virale Enzephalitiden)

Therapie – symptomatisch

B   Versuch mit Trihexyphenidyl
D   Clonazepam (3–8 mg/Tag in 1–4 ED)

Psychiatrische Symptome

Angst / Panik

Ätiologie

Angst gehört natürlicherweise zum Menschsein. Zusätzlich können körperliche Beschwerden oder das Wissen um Risiken verschiedener Art berechtigte Befürchtungen verursachen: Angst vor Schmerzen, Ersticken, Verrücktwerden, Angst um Angehörige, Finanzen, aber auch Angst aufgrund weltanschaulicher Vorstellungen.

> **Merke**
> Manche Patienten äußern einen Tötungswunsch als einzigen Ausdruck unausgesprochener Ängste.

A   Konkrete Angst, realistische Befürchtungen
B   Anpassungsstörung
C   Diffuse Furcht, existenzielle/spirituelle Krise
D   Hirnorganische Ursachen, medikamentöse NW, metabolisch
E   Psychiatrische Ursachen: Angst- oder Panikstörung, Psychose
DD   ▶ »Depression«, »Verwirrtheit/Delir«, »Terminale Unruhe«, »Dyspnoe«, Kap. »Stoffwechsel «

Diagnose

Klinisch	+++	Anamnese: Klagen ohne organisches Korrelat; *cave:* Angst und Halluzinationen (Opioide) werden selten freiwillig eingestanden – Nachfragen, evtl. mit Umschreibungen; Status: psychomotorische Unruhe, kognitive Beeinträchtigung (MMS), vegetative Symptome; Durchsicht der verordneten bzw. abgesetzten Medikamente
Laborchemisch	+	Ausschluss von Verwirrungsursachen
Bildgebend	+	Ausschluss von Verwirrungsursachen

Therapie – spezifisch

A   Konkrete Befürchtungen rational besprechen; therapeutische Möglichkeiten bzw. Lösungsmöglichkeiten im psychosozialen Bereich erklären und einleiten
B   Unterstützung durch soziales Umfeld, stützende Gespräche, nonverbale Therapien
C   Verbale Interventionen inkl. Seelsorge
    cave: voreilige Lösungsvorschläge wirken unecht, bezeugen Unverständnis, irrationale Furcht lässt sich schlecht rational wegargumentieren
D   Korrektur metabolischer Störungen, Medikamente revidieren
E   ▸ einschlägige Fachliteratur
    SSRI wirken gut anxiolytisch: psychiatrische Behandlung

Therapie – symptomatisch

In akuten Angstzuständen: Patienten für Gespräch oft nicht zugänglich; Lorazypam 1–2,5 mg s.l.; Diazepam 5–10 mg (auch rektal verfügbar), Midazolam 1–2 mg/h als s.c./i.v.-Infusion erhöhen, bis gewünschter Effekt erreicht ist, oder Chlorpromazin bis 100 mg/24 h i.v.; nach Stunden kann die Infusion verlangsamt und erste therapeutische Gespräche angeboten werden

— anxiolytische, möglichst wenig sedierende Benzodiazepine wie Lorazepam 1 mg p.o./s.l. 1- bis 2-mal tgl., Bromazepam 1,5–3 mg p.o. 1- bis 3-mal tgl., Chlorazepat 5–10 (20) mg p.o. 1- bis 3-mal tgl.

Depression

Ätiologie

A   Situationsbedingte depressive Verstimmung, Anpassungsstörung
B   Im Rahmen eines hirnorganischen Psychosyndroms
C · Depressive Phasen im Rahmen vorbestehender psychiatrischer Leiden
DD   ▸ »Verwirrtheit/Delir«, »Schmerzen« usw.

> ❷ **Merke**
> Die Inzidenz der Depression ist eng mit der Lebensqualität und besonders mit dem Grad der Schmerz- und Symptomkontrolle korreliert!

Diagnose

Klinisch	+++	Anamnese! Unter den Kriterien nach DSM IIIR nur 1) unverhältnismäßig »traurige/irritierte Gemütslage« und 2) »Wertlosig-keits-/Schuldgefühle« bei Krebspatienten relativ unabhängig vom körperlichen Zustand verwertbar
Laborchemisch	+	zum Ausschluss anderer, insbesondere metabolischer/endokriner Ursachen
Bildgebend	+	zum Ausschluss intrakranialer Prozesse

Therapie – spezifisch

A   Unterstützung durch soziales Umfeld, stützende Gespräche, nonverbale Therapien

B und C   psychiatrische Behandlung ▶ Fachliteratur

Therapie – symptomatisch

Wirkeintritt nach 2–4 Wochen:

- Serotoninerge Antidepressiva/Thymoleptika in psychiatrischer Dosierung; z. B.: Citalopram morgens 20 mg; Fluvoxamin abends (eher sedierend), anfangs 50 mg, steigern bis 100–150 mg; Sertralin morgens (stimulierend), anfangs 50 mg, steigern bis 100–150 mg; Mirtazapin 15–45 mg abends

Rascher Wirkeintritt (kurze Prognose):

- Methylphenidat 5 mg morgens (Testdosis), wenn nötig steigern bis 10 mg morgens und 5 mg mittags; Einsatz von Modafanil bei der antriebsgeminderten Depression derzeit noch experimentell

Wichtig: unterstützende Psychotherapie

Schlafstörungen

Ätiologie

A   Somatisch: Schmerzen, Dyspnoe, Husten, Polyurie, Schwitzen, Alpträume

B   Iatrogen/diätetisch: anregende Substanzen abends wie Steroide, Amphetamine, Theophyllin, Koffein

C   Benzodiazepinentzug

D   Umgebung: Licht, Lärm, aufregende Fernsehsendungen, Einnicken tagsüber

E   Psychisch: Sorgen, Angst, Depression, auch Angst vor Schlaflosigkeit!

F   Schichtarbeit

Diagnose

Klinisch	+++	Sorgfältige Anamnese: Schlafgewohnheiten, somatische Symptome, psychosoziale Belastungen
Laborchemisch	+	Blutgase, Blutzucker, Kreatinin
Bildgebend	+	evtl. Abdomensonographie zum Ausschluss von Harnretention

Therapie – spezifisch

A   ▶ die betreffenden Abschnitte
Symptomkontrolle kann allein normalen Schlaf ermöglichen, Alpträume können Opioid-NW sein: Dosis reduzieren, hydrieren, Opioid wechseln, Haloperidol 1–2 mg p.o./s.c., abends alternativ Levomepromazin

B   Einnahme vorverschieben/auf Abenddosis verzichten

C   Entzug: ▶ Therapie symptomatisch

D   Günstigere Bedingungen erzwingen; gegen Einnicken evtl. Methylphenidat morgens (▶ »Sedierung«)

E   Gespräch, Lösen anstehender Probleme, Behandlung der Depression (▶ »Depression«), Entspannungsübungen

C, E, F   Beschäftigung (ablenkend, nicht anregend) in schlaffreien Phasen

Therapie – symptomatisch

- Diätetisch: etwas Alkohol, Orangenblütentee, Baldriantropfen;
- Neuroleptika zum Überbrücken des Benzodiazepinentzugs und
  als Dauermedikation: Pipamperon 20 mg p.o., einschleichend bis
  TD_{max} 80 mg in 1 Gabe 1 h vor dem Zubettgehen, besonders bei Schlaf-/
  Wachumkehr;
  Levomepromazin 2–15 mg p.o. 1 h vor dem Zubettgehen;
- besonders bei depressiver Komponente sedierende trizyklische Antidepressiva (z. B. 25 mg Amitriptylin)
- Benzodiazepine nur kurze Zeit, möglichst nur 2–3 Nächte pro Woche,
  möglichst kurz wirksame Medikamente:
  Lorazepam 1–2 mg p.o./s.l.,
  Midazolam 1–2,5 mg p.o./s.c. oder 0,5–2 mg/h i.v. nachtsüber in Extremfällen
- als Einschlafhilfe: Zolpidem 10 – 20 mg
- als Durchschlafhilfe: Zopiclon 7,5 – 15 mg

> ❯ **Merke**
> Benzodiazepine führen zu Abhängigkeit, Verwirrtheit und verminderter Dauer
> von REM-Schlaf, also schlechterer Schlafqualität!

Fatigue

Ätiologie

Keine klare Korrelation zu Ernährungszustand oder Tumormasse. Es gibt Hinweise auf eine größere Intensität bei Tumorinfiltration von Myokard und/oder
Hepar; meist mehrere Ursachen beteiligt

A   »Asthenine«, produziert durch den Tumor (Kachektine, Tumorzerfalls-
    produkte) oder durch körpereigene Zellen (TNF, Interleukine)
B   Depression, Schlafstörung
C   Therapiefolge: Tumortherapie, Steroidmyopathie, kardiale, antihyper-
    tensive, antidiabetische Behandlung, Opioide, Benzodiazepine
D   Exsikkose, Elektrolytstörungen
E   Sauerstoffmangel: Hypoxie, Anämie
F   Infekte

G   Endokrine oder metabolische Störungen
H   Neurologisch: vegetative Dysfunktion mit Orthostase

Diagnose

Klinisch	+++	Subjektive Beurteilung durch den Patienten, objektiv funktionelle Einschränkung, »performance status«, neurologischer Status mit Muskeltesting
Laborchemisch	++	Elektrolyte, Blutzucker, Hormonspiegel, Blutbild, S_aO_2 (Pulsoxymetrie), Bakteriologie
Bildgebend	–	
Neurophysiologisch	+	EMG

Therapie – spezifisch

Korrektur scheinbar plausibler Ätiologien oft enttäuschend.

A   Tumortherapie
B   ▶ »Depression«, »Schlafstörung«
C   Medikamente revidieren, Dosierungen anpassen
D, E   Störungen Korrigieren, Transfusionen im Verhältnis zum Aufwand oft wenig wirksam;
Wirkung dokumentieren – Wiederholung gerechtfertigt?
F, G   ▶ Fachliteratur
H   Regelmäßige Mobilisierung, leichtes Training

Therapie – symptomatisch

- Prednison 25 mg p.o./s.c. morgens, außer bei Steroidmyopathie,
- Methylphenidat 5–15 mg p.o. (▶ »Sedierung«),
- evtl. Megestrolacetat 600–1000 mg/Tag,
- Beratung, um Tätigkeiten anzupassen und Tagesablauf zu reorganisieren
- Gespräche/ unterstützende Psychotherapie/ Kunsttherapie, um im Rahmen der Krankheitsverarbeitung die Fatigue akzeptieren zu lernen
- Physiotherapie (ggf. prophylaktisch)
- experimentell: Tetrahydrocannabinol 2,5–10 mg p.o.
- Modafanil ab 100 mg p.o.

Sedierung

> ❯ **Merke**
> Sediertheit ist die häufigste Manifestation von Verwirrtheit/Delir.
> Deshalb wird die Diagnose bei fortgeschrittener Tumorkrankheit oft nicht
> gestellt.

Ätiologie

A   Medikamentös: Opioide, (lang wirksame) Benzodiazepine, Antiemetika besonders der Phenothiazingruppe sowie Dimenhydrinat usw.
B   Schmerz: Hypoaktivität ist v. a. bei Kindern und Dementen gelegentlich einziger Ausdruck von chronischen Schmerzen
C   Metabolische Entgleisung, Leber-/Niereninsuffizienz
D   Depression und andere psychiatrische Erkrankungen
E   Schlaf-/Wachphasenumkehr, Schlafapnoesyndrom (gelegentlich opioid-verstärkt)
F   ZNS-Metastasierung

Diagnose

Klinisch	+++	Minimentalstatus; Medikamente überprüfen; Anamnese: Nachtschlaf, Abwechseln mit Agitiertheit, Schonhaltung, plausible Schmerzursachen
Laborchemisch	++	▶ »Verwirrtheit/Delir«
Bildgebend	++	▶ »Verwirrtheit/Delir«

> ❯ **Merke**
> In der Terminalphase werden die wirklich noch notwendigen Medikamente
> aufgrund der bestehenden Sedierung oft nicht geschluckt und müssen deshalb
> über andere Wege verabreicht werden (▶ »Praktische Tipps in der Symptom-
> kontrolle«).

Therapie – spezifisch

A   Medikamente revidieren

B   ► »Schmerzen«; Schmerzmessung bei kognitiv veränderten Patienten problematisch!

C   ► »Verwirrtheit/Delir«

D   ► »Depression«

E   ► »Schlafstörungen«, ggf. nächtliche O_2-Gabe

F   ► »Neurologische Ausfälle durch intrazerebrale Metastasierung«

Therapie – symptomatisch

A   Falls von Opioiden keine weiteren Toxizitätszeichen bestehen: Methylphenidat 5 mg p.o. morgens, bis TD_{max} 15 mg morgens und 10 mg mittags, nicht abends

B   Experimentell: Modafanil

Verwirrtheit/Delir

❯ **Merke**

In 33 % der Fälle ist Verwirrtheit/Delir teilweise oder ganz reversibel.

Ätiologie ·

Meist multifaktoriell, höheres Alter prädisponiert für Verwirrtheit/Delir und erhöht die Anfälligkeit für Medikamenten-NW.

Ätiologie

A   Hirnmetastasen

B   Medikamentös: Sedativa, Opioide, Anticholinergika, Zytostatika, Immunmodulatoren, Interaktionen, z. B. NSAR mit Opioiden

C   Hypoxie

D   Dehydrierung, Elektrolytstörungen, Hyperglykämie

E   Niereninsuffizienz

F   Leberinsuffizienz

G   Hyperviskositätssyndrom

H   Infektionen/Fieber

I   Sensorische Hypostimulation oder Hyperstimulation durch körperliche
     Zustände oder Umgebungsfaktoren
J   Vorbestehende Hirnveränderungen: Infarkte, Demenz (senil, post-
     radiogen)
K   Entzugserscheinungen (Alkohol, Benzodiazepine, Opioide, Kortiko-
     steriode)

Diagnose

Klinisch	+++	Anamnese: subjektive Verwirrtheit, Halluzinationen, Dyspnoe; Fremdanamnese: alternierend Hypo-/ Hyperaktivität, Medikamente. Status
Laborchemisch	++	Elektrolyte, Leberfunktionstests, Kreatinin, Gesamteiweiß, BB
Bildgebend	++	CT/MRI: Hirnmetastasen

Therapie – spezifisch

A   Notfallmäßig Dexamethason p.o./s.c./i.v. bis 36 mg tgl.; ▶ »Neurologische
     Ausfälle durch intrazerebrale Metastasierung«;
B   Absetzen/ Ersetzen verursachender Substanzen; da bei Reexposition
     ein Rezidiv wahrscheinlich ist, Alternativen suchen, ggf. Opioidwechsel
     (▶ »Schmerzen«)
C   ▶ »Dyspnoe«
D   ▶ »Exsikkose«, Kap. »Stoffwechsel«
E, F   Ursache reversibel? Vermeidung toxischer/kumulierender Substanzen
F   Metastatisch, meist irreversibel
G   Ggf. Plasma-/Zellapherese
H   Antibiotika möglichst oral und resistenzgerecht geben, Antipyrese
I   Orientierende Stimuli, Mobilisation, Kontinuität der Betreuenden
K   Zunächst Reexposition, dann ggf. ausschleichen

Therapie – symptomatisch

—   Haloperidol 1 mg p.o./bukkal/s.c. 3-mal tgl., Reservedosen 1 mg, wenn
     nötig steigern bis TDmax um 20 mg,

- bei rasch eskalierender Agitiertheit Levomepromazin 3–6 mg alle 4–6 h oder evtl. Lorazepam 1 mg bis 3-mal täglich,
- Alternativen sind Melperon 8 stdl. Gabe bei einer TD von 20–100 mg (zur Nacht höhere Dosis) oder Pipamperon 8-stdl. 20–40 mg (einschleichende Dosis)
- in extremen Fällen Midazolam s.c. 1–4 mg / h kontinuierlich

Terminalphase

Einige Fälle eigentlich reversibler Verwirrung können tödlich verlaufen. Man kann mit dem Verzicht auf Abklärung und Therapie einen Patienten um wertvolle Zeit bei guten kognitiven Funktionen bringen.

Bei irreversibler Verwirrung ist das Ziel ein für Patienten und Angehörige erträglicher Zustand: wach, aber nicht agitiert.

Klinische Zeichen von Verwirrtheit/Delirium (nach DSM IV)	– Bewusstseinsschwankung, – Fehlinterpretation von Sachverhalten, – Konzentrationsschwäche, – Perseverationen. Die Früherfassung ist z. B. mittels Mini-Mentalstatus möglich (▶ Anhang A, »Mini-Mentalstatus«).

Demenz

Definition

Organisch bedingter progredienter Verlust höherer Hirnfunktionen meist über mehrere Jahre, insbesondere
- Gedächtnis, Kurzzeit- und in geringerem Maß auch Lanzeitgedächtnis
- abstraktes Denken
- Urteilsfähigkeit
- Aphasie, Apraxie, Agnosie
- Persönlichkeitsveränderung

Arbeit, soziale Aktivitäten und Beziehungen sind durch die Störungen beeinträchtigt.

Schwere der Demenz

Verschiedene Ratingskalen beschreiben das Ausmaß der progredienten Störungen und deren praktische Konsequenzen. Für das onkologische Behandlungsteam relevant sind:

Gedächtnisstörungen	– Mäßig, Kurzzeitgedächtnis ausgeprägt betroffen – Ausgeprägt, nur intensiv Erlerntes bleibt erhalten – Schwer, nur Erinnerungsbruchstücke
Orientierung	– Schwierigkeiten nur bezüglich zeitlicher Zusammenhänge – Starke Schwierigkeiten bezüglich zeitlicher Zusammenhänge, zeitlich desorientiert, oft auch örtlich – Nur noch autopsychisch orientiert
Problemlösung/ Urteilsfähigkeit	– Mäßig gestörte Problemlösung, Urteilsfähigkeit erhalten – Problemlösung erschwert, Urteilsfähigkeit teils gestört – Unfähigkeit zur Problemlösung, keine Urteilsfähigkeit
Angelegenheiten des Gemeinwesens	– Selbständige Aktivität beeinträchtigt, aber gute Fassade – Keine unabhängige Funktion, kann zu Anlässen mitgenommen werden – Keine unabhängige Funktion, kann nicht mitgenommen werden

Konsequenzen für die symptomorientierte Therapie

Gesprächsführung

Die Fähigkeit, Fragen zu stellen, bleibt lange erhalten, nachdem Erklärungen nicht mehr verstanden werden. Gescheite Fragen sind bei leichter Demenz Teil der Fassade, bei fortgeschrittener Demenz werden Fragen unbestimmt und schwer verständlich.

Einverständniserklärungen sind mit Vorsicht zu genießen. Juristisch kann die Urteilsfähigkeit bezüglich vertrauter Sachverhalte lange erhalten bleiben, während komplexe neue Informationen nicht erfasst werden.

Zur Mitbestimmung bei Therapieentscheidungen sind Patienten mit leichter Demenz noch fähig, wenn es um einfache, vorstellbare Dinge geht. Bei fortgeschrittener Demenz muss Überforderung vermieden werden!

Symptomerfassung

Patienten mit leichter Demenz und gutem Körpergefühl geben über Symptome normal Auskunft.

Zusätzlich müssen schon früh im Verlauf jene Erfassungsmethoden angewendet werden, die bei schwerer Demenz allein zur Beurteilung von Symptomen dienen:

- Verhaltensbeobachtung: Rückzug, Aggressivität, Abwehrhaltung, Verlust von Fähigkeiten – Reversibilität unter probatorisch intensivierter Symptomtherapie?
- Klagen in anderem Zusammenhang, im Alltag: Relevante Bemerkungen werden oft nicht gezielt gemacht, Vertrauenspersonen des Patienten befragen (auch wenig qualifiziertes Personal ...)!
- Wahrscheinlichkeit: Zustände, die bei kommunizierenden Patienten zu Klagen Anlass geben würden, auch beim Dementen entsprechend symptomatisch behandeln
- Vitalzeichen: Zusätzlich zu oben genannten Anhaltspunkten auf Stresszeichen achten

❯ **Merke**

Bei der Symptombehandlung müssen beobachtbare Zielkriterien definiert werden, um die Wirksamkeit beurteilen zu können.

Behandlungsentscheide

Mitbestimmung des Patienten ist nicht konsequent möglich und bei schwerer Demenz auch nicht anzustreben. Das Risiko-Nutzen-Verhältnis muss sorgfältig abgewogen und ein Konsens zwischen Behandlungsteam und Angehörigen gesucht werden, wobei der mutmaßliche Wille des Patienten zu respektieren ist.

Rechtlich ist es nicht zulässig, dem Patienten Maßnahmen aufzuzwingen, die er ablehnt; die Weiterführung onkologischer Therapien kann in Frage gestellt sein, oft ist die Konzentration auf Symptombehandlung realistischer.

Die Kontinuität im Betreuerteam ist Voraussetzung für erfolgreiche Behandlung, für Therapiezyklen sollte der Patient von vertrauten Personen begleitet werden.

Medizinische Risiken

Demenz erhöht das Risiko für

- akute Verwirrtheit/Delir,
- Stürze,
- Schluckstörungen, Aspiration beim Essen und Erbrechen (bei fortgeschrittener Demenz),
- Medikamenten-NW, insbesondere extrapyramidale NW.

Belastung der Angehörigen

Die Betreuung dementer Patienten verlangt sehr viel von ihren Angehörigen:

- dauernde Verfügbarkeit,
- berufliche und soziale Anpassung,
- finanzielle Einbußen,
- körperliche Anstrengung,
- neue Rollenverteilung in der Familie,
- emotional belastende Veränderungen des Patienten.

Hilfsangebote müssen als hilfreich erlebt werden, sonst reevaluieren!

Körperliche Erkrankung des Dementen verschärft die Probleme der Angehörigen, absehbarer Tod verspricht Erleichterung; dies bedeutet ein schweres emotionales Dilemma.

Terminale Unruhe

Ätiologie

A Harn-/Stuhlverhalt, Pruritus, unordentliches Bett
B Opioidtoxizität: Myoklonien, Halluzinationen (nachfragen!)
C Schmerzen; *cave:* Patienten mit Schmerzen nehmen eher Schonhaltung ein und meiden Bewegung!
D Entzugserscheinungen (Alkohol, Benzodiazepine, Opioide, Kortikosteroide)
E Angst, Unerledigtes im psychosozialen oder spirituellen Bereich

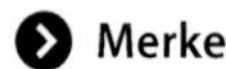

❯ Merke
»Terminale« Unruhe ist ein Symptom mit vielen Differenzialdiagnosen, und Fehlinterpretationen sind häufig. Von daher muss die Ursachensuche stets sorgfältig erfolgen.

Diagnose

Klinisch	+++	Fremdanamnese, Beobachtung
Laborchemisch	+	Kreatinin, aber möglichst auf Blutentnahmen verzichten
Bildgebend	+	Abdomensonografie, um klinisch unsichere Harnretention nachzuweisen

Therapie – spezifisch

A Siehe entsprechende Kapitel, pflegerische Maßnahmen

B Opioiddosis nur sehr vorsichtig erhöhen, ggf. senken Opioidwechsel (▶ »Schmerzen«), dann neu titrieren; renale Elimination fördern: Hydrierung, NSAR stoppen

C Opioiddosiserhöhung unter klinischer Kontrolle; bei Schluckunfähigkeit ggf. vorherige orale Analgetika und Koanalgetika parenteral applizieren

D Haloperidol 1 mg p.o./s.c. 3- bis 4-mal tgl., kann bis zu psychiatrischen Dosen (50 mg und mehr) gesteigert werden; stärker sedierende Neuroleptika, speziell zur Nacht; verantwortliche Substanz wieder einführen

E ▶ »Verwirrtheit/Delir«, »Angst«; beiziehen von Fachleuten (Sozialarbeit, Seelsorge)

Therapie – symptomatisch

Beruhigende Präsenz (Hörfähigkeit bleibt lange erhalten);
motorische Manifestationen mit sedierenden, myorelaxierenden und anxiolytischen Benzodiazepinen dämpfen: z. B. Diazepam p.o./i.v. rektal 5–10 mg alle 6–8 h oder Midazolam 0,5–2 mg/h s.c. als Dauerinfusion
Kombination mit sedierenden Neuroleptica kann sinnvoll sein. ▶ »Verwirrtheit, Delir«

Schmerzen

Prävalenz

- Chronischer Schmerz: bei Diagnosestellung 30–50 %, in fortgeschrittenen Stadien 80–90 %
- Akuter Schmerz: keine ausreichende Datenlage, zumeist diagnose- oder therapiebedingt
- Schmerztypen (Näherungswerte): 60 % nozizeptiver, 10 % neuropathischer und 30 % gemischter Schmerz

Ätiologie

Tumorbedingt	(68 %)	z. B. Tumorkompression, Metastasen
Tumorassoziiert	(10 %)	z. B. Aszites, Thrombose, Zosterneuropathie
Tumortherapiebedingt	(19 %)	z. B. Zytostatika, PNP, Strahlenfibrose, Phantomschmerz
Tumorunabhängig	(3 %)	z. B.Migräne; Rheuma; Degeneration

> **Merke**
> - Auch der akute Schmerz bedarf der adäquaten Therapie (Problem der Sensibilisierung), wobei nichtretardierte orale (rektale, sublinguale) oder auch parenterale Zubereitungsformen gegenüber retardierten zu bevorzugen sind.
> - 1/3 der Patienten haben mehr als 2 Schmerzlokalisationen!

Klinik

Nozizeptiv:

- somatischer Schmerz, Knochen-, Weichteilschmerz: dumpf, bohrend, gut lokalisierbar, oft bewegungsabhängig,
- viszeraler Schmerz: drückend, tiefliegend, u. U. übertragen, bei Verlegung von Hohlorganen kolik- oder krampfartig

Neuropathisch:
- dauerhaft, hell, heiß brennend, oft mit Dys- und Parästhesien sowie Hyperalgesie verbunden, oder einschießend, stechend, elektrisierend, lanzinierend, Attacken können oft nur wenige Sekunden bis einige Minuten anhalten.

Sonderformen:
- Deafferenzierungsschmerz (oft nach neuroablativen Eingriffen), Phantomschmerz (auch nach Organentfernung möglich)
- Sympathisch unterhalten: brennend, heiß, hell, nicht segmental; früh mit livider Verfärbung und Ödem, spät mit trophischen Störungen der Haut, Gefühl der »brennenden Füße« als Ausdruck einer sympathischen Begleitreaktion bei Plexusinfiltration
- Hinweise auf eine psychische Komponente des Schmerzes: quälend, nagend, auffressend, feurig, zerstörend, wechselnde Lokalisation oder Ganzkörperschmerz
- »total pain«: körperliche Schmerzen werden durch wichtige Umstände familärer/finanzieller/biographischer Art verstärkt

Diagnose

Klinisch	+++	Schmerzanalyse, körperliche einschließlich orientierend neurologischer Untersuchung
Laborchemisch	+	Kreatinin bei Opioid- und NSAR-Gabe Kalzium bei Osteolysen, Gerinnung und Thrombozyten bei NSAR-Gabe
Bildgebend	++	Skelettszintigraphie, Röntgen, CT, MRI
Neurophysiologisch	++	bei neuropathischen Schmerzen, EKG (vor Antidepressiva-/Antikonvulsivagabe)

Schmerzintensität im Tageslauf

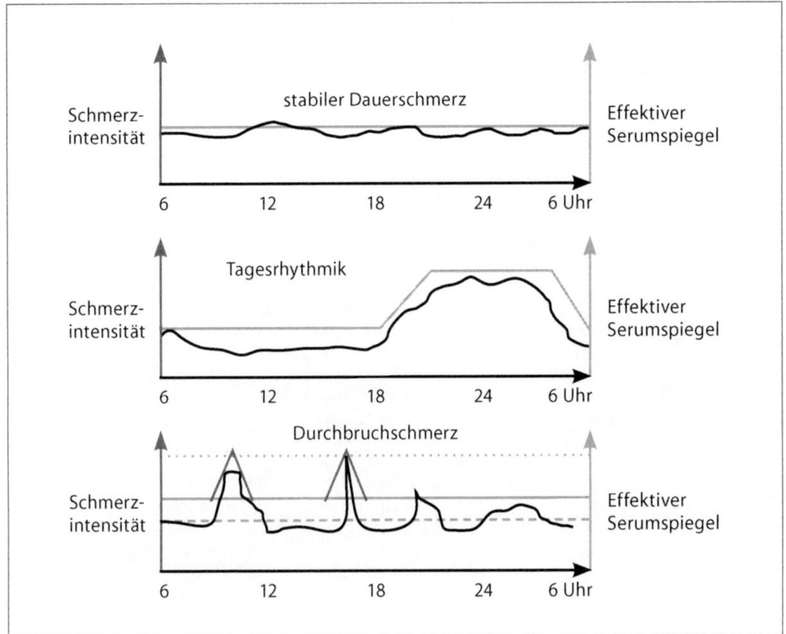

- Nur der stabile Dauerschmerz stellt eine Indikation für transdermale Systeme dar.
- Eine ausgeprägte Tagesrhythmik des Schmerzes (z. B. machen Pankreaskarzinom und Wirbelkörpermetastasen zumeist nachts im Liegen mehr Schmerzen; Metastasen im Becken und in Extremitäten sind aufgrund der Bewegungsabhängigkeit zumeist tagsüber bei größerem Aktivitätsniveau schmerzhafter) erfordert eine entsprechende Anpassung der Morgen- bzw. Abenddosis.
- Nozizeptive Durchbruchschmerzen (meist bewegungsabhängig) lassen sich mit Hilfe einer schnell wirkenden Bedarfsmedikation (▶ unten) beherrschen.
- Neuropathische Durchbruchschmerzen (Paroxsysmen von kurzer Dauer mit maximaler Intensität beginnend) erfordern in der Regel den Einsatz von Antikonvulsiva, selten auch von Baclofen.

Mechanismen neuropathischer Schmerzen

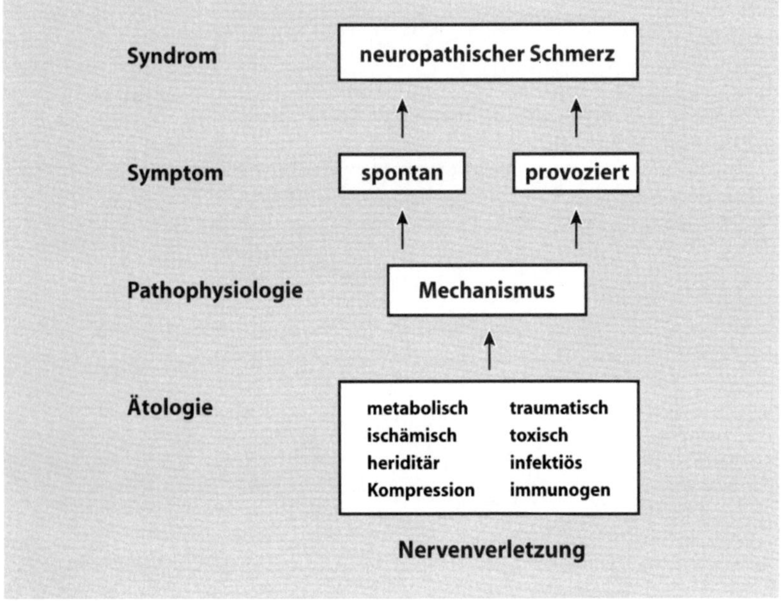

> **Merke**
> - Grundbedingung jeder Schmerztherapie ist die exakte Schmerz-diagnose auf der Grundlage des biopsychosozialen Schmerzkonzepts (»Total Pain«).
> - Schmerz ist nur durch die Wahrnehmung des Individuums messbar (Schmerz ist, was der Patient sagt!).
> - Schmerz ist stets nur ein Symptom des Gesamtbeschwerdebildes, das stets als Ganzes erfasst und behandelt werden muss.

Therapieprinzipien

- Priorität der oralen Therapie; transdermale Systeme nur für den stabilen Dauerschmerz geeignet; parenterale oder spinale Applikationsformen bedürfen der besonderen Indikation.
  Bei Beachtung der jeweiligen Bioverfügbarkeiten sind alle Applikationsarten gleich wirksam.
- Therapie nach festem Zeitschema: Gabe der Einzelsubstanzen nach Plan entsprechend ihrer Wirkdauer; Ergänzung der fixen Basis- durch zusätzliche Bedarfsmedikation;

> **Faustregel für die Bedarfsmedikation:**
> TD-Retardopioid: 6 = ED-Nichtopioid, wiederholbar alle 4 h.

- *Stufenweiser* Aufbau entsprechend dem WHO-Schema:
  Stufe I: Nichtopioid, Analgetika.
  Stufe II: Opioide gegen mittelstarke bis starke Schmerzen,
  Stufe III: Opioide gegen starke bis stärkste Schmerzen;
  Nichtopioide können die Stufen II und III ergänzen.
- Keine Kombination verschiedener Opioidklassen und -stufen
- Wahl der *Koanalgetika* entsprechend dem Schmerztyp; Koanalgetika können jede Stufe ergänzen.
- Behandlung der unerwünschten NW zwingend: *Obstipationsprophylaxe* mit osmotisch und/oder irritativ wirkenden Laxanzien (▶ »Obstipation«), empfehlenswert: prophylaktische Gabe von zentral und prokinetisch wirkenden Antiemetika für die ersten 10 Tage (▶ »Übelkeit/Erbrechen«)
- Im Krankheitsverlauf Therapiekontrolle; ggf. Dosiserhöhung oder -erniedrigung. Bei Änderung des Schmerzcharakters u. U. Koanalgetikagabe.

Stufe I: Nichtopioidanalgetika

Substanz	ED [mg]	WD [h]	Analgetisch	Antipyretisch	Antiphlogistisch	Spasmolytisch
Paracetamol	500–1000	4	+	+	–	–
Metamizol	500–1000	5	++	++	(+)	+
Ibuprofen	400–600* 600–800**	6 8–12	++	++	++	–
Diclofenac	50–100* 100**	6–8 12	+++	++	+++	–
Celecoxib	100–200	24	++	++	++	–
Rofecoxib	12,5–50	24	++	++	++	–
Valdecoxib	10–20	24	++	++	++	–

* Nichtretardzubereitungen, ** Retardzubereitungen

Alle Nichtopioidanalgetika
- wirken auch spinal und zentral,
- sind fiebersenkend (cave immunsupprimierter Patient, vorherige Aufklärung sinnvoll),
- haben eine Höchstdosis,
- haben eine Akut- und eine Langzeittoxizität,
- wirken grundsätzlich bei nozizeptiven und neuropathischen Schmerzen, wobei Unterschiede in der Wirkstärke und im Nebenwirkungsprofil bei der Indikationsstellung berücksichtigt werden müssen. Hauptindikationsgebiet sind jedoch Knochenschmerzen und solche mit entzündlicher Begleitreaktion.

Nichtsteroidale Antirheumatika (NSAID)

- Keine grundsätzlichen Wirkunterschiede zwischen den Substanzen.
- Das Risiko des Auftretens schwerwiegender gastrointestinaler, renaler und hepatischer Toxizität sowie von Blutbildschäden und zentralnervösen Symptomen (leichte Verwirrtheit bis zum deliranten Syndrom möglich) ist grundsätzlich bei allen Substanzen gegeben.
- Die Indikation zur Gabe von NSAID muss bei bestimmten Risikogruppen sehr eng gestellt werden.
- Protonenpumpeninhibitoren, Misoprostol oder hoch dosiert H_2-Blocker senken das Risiko gastrointestinaler Nebenwirkungen, verhindern aber letztlich nicht sicher die Ulkusbildung v. a. in tieferen Darmabschnitten.
- Gleichzeitige Gabe von Acetylsalicylsäure (> 300 mg/Tag) hebt die geringere gastrointestinale Toxizität der COX2-Hemmer auf. Gleiches gilt vermutlich auch bei gleichzeitiger Gabe von Glukokortikoiden.
- Vorteile der COX2-Hemmer: nur einmal täglich Gabe, keine Thrombozytenaggregationshemmung; sonst gleiches Nebenwirkungsprofil; bei in Deutschland nur zugelassenen Dosierungen u. U. geringere analgetische Wirkung.
- Keine Kombination von NSAID! Erhebliche Toxizitätssteigerung durch Verdrängung aus der Eiweißbindung!!
- NSAID haben Wechselwirkungen mit zahlreichen anderen Substanzen!!!

Risikogruppen für eine Therapie mit NSAID

Risikoorgan	Risikogruppe	Besonderheit
Magen-Darm	– Gastritis-/Ulkusanamnese – höheres Alter – Kortikoidkomedikation – ASS-Komedikation	Prophylaxe sinnvoll, ▶ oben
Niere	– höheres Alter – vorbestehende Nierenerkrankung – arterielle Hypertonie, Herzinsuffizienz – Flüssigkeitsdefizit, Diuretikagabe – ACE-Hemmer-Gabe – Gentamycin-Aminoglykosid-Gabe	Kann bereits nach einmaliger Gabe zum akuten Nierenversagen führen; kumulative Toxizität möglich; Urinstatus kann unauffällig sein.

Risikoorgan	Risikogruppe	Besonderheit
Leber	– Vorbestehende Schädigung	Synergistische Effekte mit anderen Substanzen häufig
Neuropsychologische Symptome	– höheres Alter – Exsikkose, Fieber	Wechsel der Substanz kann hier effektiv sein

Wechselwirkungen von NSAID mit anderen Substanzen (Auswahl)

Wirkverstärkung

- Antikoagulanzien
- Kortikoide
- Alkohol
- Digoxin
- Lithium
- orale Antidiabetika
- Methotrexat
- Valproinsäure

Wirkabschwächung

- Diuretika
- Antihypertensiva

Toxizitätssteigerung

- NSAID
- ASS
- ACE-Hemmern
- Methotrex

Metamizol

- Sicher wirksam bei Tumorschmerz
- Unter Umständen besonders geeignet bei Kapselspannungs- und viszeralen Schmerzen
- Das Risiko einer Schädigung der Hämatopoese wird häufig überschätzt (wesentlich größere Mortalität durch gastrointestinale Blutungen unter NSAID). Es gibt Hinweise auf eine genetische (Mit-)verursachung.

- Schnelle Bolusinjektionen sind obsolet (Gefahr des hypovolämischen Schocks).
- Auch bei diskreten Hinweisen auf eine Unverträglichkeit (Allergie) sollte die Einnahme ausgesetzt werden.
- Kritische Indikationsstellung in der Situation der therapeutisch induzierten Myelosuppression (Maskierung allergisch-toxische Knochenmarkschädigung möglich).

Paracetamol

- Kein sicherer Wirksamkeitsnachweis bei Tumorschmerzen; gelegentlich bei Hirndruckkopfschmerz überlegen; bei zytokintherapieinduzierten Muskel-/Gelenkschmerzen wirksam.
- Schwerwiegende Hepatotoxizität ist auch schon bei deutlich niedrigeren Tagesdosen als 6 g besonders bei Kindern, Alkoholabusus, vorbestehender Leberschädigung und Cytochrom-450-Induktion (viele Antiepileptika und Antidepressiva) möglich.
- Bei Langzeitgabe Nephrotoxizität möglich.

Opioide

Opioide entfalten ihre Wirkung rezeptorvermittelt. Es wurden 3 Rezeptorklassen (μ, δ und κ) mit zahlreichen Untertypen identifiziert. Ihre Expression in verschiedenen Abschnitten des Nervensystems (und auch anderer Gewebe) und die Bildung funktioneller Komplexe sind individuell (vermutlich genetisch) fixiert (Details ► Lehrbücher der Neurophysiolgie). Für den klinischen Alltag erlangt dieses Relevanz, wenn opioidbedingte Nebenwirkungen auch unter Therapie persistieren oder sich trotz erheblicher Dosissteigerung keine analgetische Wirkung erzielen lässt: Mindestens 2/3 der dann durchgeführten Wechsel des Opioids (Durchführung ► unten) sind ausreichend effektiv.

Weiterhin muss klinisch zwischen μ-Agonisten (Prototyp Morphin), μ-Antagonisten (Prototyp Naloxon) und partiellen Agonisten (z. B. Buprenorphin) unterschieden werden. Die Zugabe eines Agonisten wird aufgrund der hohen Affinität des Buprenorphins vermutlich keine additive Wirkung haben. Die Zugabe von Buprenorphin zu einem Agonisten kann jedoch ein akutes Entzugssyndrom provozieren.

Dieses ist auch bei der Antagonisierung einer Opioidwirkung mit Naloxon zu beachten: Nicht nur die unerwünschte, sondern auch die erwünschte Wirkung wird aufgehoben und ein akutes Entzugssyndrom und erneute Schmerzen werden provoziert!

Schwache Opioide und Partialagonisten haben klinisch eine Höchstdosis (asymptotische Annäherung der Wirk- an die Dosiskurve). Alle stark wirkenden µ-Agonisten haben keine pharmakologische *Höchstdosis*. Dosislimitierend sind hier allein die Nebenwirkungen.

Opioidwirkungen

- **Analgesie:** kein klinisch relevanter Wirkverlust; nicht alle Schmerztypen sprechen gleich gut auf Opioide an (zur Palliation neuropathischer Schmerzen sind i. d. R. höhere Dosen erforderlich) bzw. nicht bei allen sind Opioide gleichermaßen indiziert (Kolikschmerz bei Verlegung von Hohlorganen ist sensibel, gleichzeitig aber Verstärkung der schmerzauslösenden Motilitätsstörung). Für alle µ-Agonisten der Stufe III gibt es keine pharmakologische Höchstdosis. Allein die Nebenwirkungen sind dosislimitierend.
- **Nausea/Emesis:** bei 40 % der Patienten initial, bei < 20 % dauerhaft. Empfehlung: prophylaktische Gabe von Metoclopramid, Haloperidol oder Domperidon für die ersten 10 Tage (▶ Kap. Gastrointestinaltrakt).
- **Obstipation:** regelhaft, prophylaktische Therapie obligat!!! Tendenziell vielleicht etwas ausgeprägter bei oraler im Gegensatz zu transdermaler oder parenteraler Gabe. (▶ Kap. Gastrointestinaltrakt)
- **Sedierung:** zumeist auf die Initialphase beschränkt, aber individuell unterschiedliche Ausprägung; Aufklärung über mögliche Einschränkung der Fahrtüchtigkeit besonders zu Therapiebeginn und bei Dosisänderungen durch den Arzt erforderlich (grundsätzlich kein Fahrverbot, sondern Aufklärung über die Pflicht, sich vor Antritt der Fahrt Rechenschaft über die individuelle Verkehrstauglichkeit abzulegen). Bei Persistenz oder in Extremfällen Versuch mit Methylphenidat (ED 5–10 mg/Tag, keine Dosis später als 15 Uhr) oder Modafinil (ED 100–400 mg/Tag, keine Abenddosis) gerechtfertigt.
- **Verwirrtheit/Desorientiertheit:** häufiger bei alten und exsikkierten Patienten, Dosisanpassung, ggf. Rehydrierung, Opioidwechsel.
- **Halluzinationen:** können zu jedem Zeitpunkt der Therapie auftreten; selten spontane Äußerung durch den Patienten, häufiger Wesens-

veränderung und Rückzug. Sorgfältiges Abwägen zwischen den Optionen eines Opioidwechsels oder der Gabe antipsychotisch wirkender Neuroleptika (z. B. Haloperidol).

— **Atemdepression:** erfordert eine massive Überdosierung (»endogene« Überdosierung bei akutem Nierenversagen mit Retention von Muttersubstanz und aktiven Metaboliten möglich); therapeutische Nutzung bei Atemnot (Dyspnoe) erfordert eine mindestens 30%ige Steigerung gegenüber der analgetisch effektiven Dosis. Antidyspnoeischer Effekt korreliert mit analgetischer Potenz; rasche Tachyphylaxieentwicklung. (▶ Kap. »Respirationstrakt«)

— **Hustendämpfung:** findet bereits in Dosen unterhalb der analgetisch effektiven statt; bei äquianalgetischer Dosierung sind Codein, Hydrocodein und Hydrocodon antitussiv effektiver (▶ Kap. »Respirationstrakt«).

— **Pruritus:** oft nur perioral lokalisiert, keine Hauteffloreszenzen (▶ Kap. »Symptome der Haut/Hautanhangsgebilde«).

— **Harnverhalt:** Risikogruppe Prostataadenom oder vorbestehende neuronale Blasenentleerungsstörung (▶ Kap. »Urogenitaltrakt«).

— **Myoklonien:** deutlich dosiskorreliert, häufiger in der Situation des Nierenversagens, dann oft Frühzeichen einer beginnenden Retention (▶ Kap. »Urogenitaltrakt«).

— **Physische Abhängigkeit:** bei abruptem Absetzen oder zu rascher Dosisreduktion (10 % täglich werden fast immer problemlos toleriert) Gefahr des *Entzugssyndroms* (Gähnen, Durchfall, Muskelschmerzen, Unruhe, Schwitzen). Auch beim komatösen Patienten möglich!!! → Fortsetzen der Opioidmedikation auch beim nicht mehr bewusstseinsklaren Patienten in der Terminalsituation!!

— **Sucht:** kommt praktisch beim bestimmungsgemäßen Gebrauch nicht vor. Vorherige Aufklärung des Patienten unbedingt empfehlenswert (Selbstbeobachtung: Ausbleiben einer Euphorie; deutliche Korrelation zwischen Effektivität einer medikamentösen Schmerztherapie und Akzeptanz /Aufklärungsstand des Patienten).

❯ Merke
   — Opioide sind gut verträgliche Substanzen.
   — Opioide haben keine spezifische Organtoxizität.
   — Opioide haben wenig Wechselwirkungen mit anderen Substanzen (Ausnahmen Methadon und Tramadol).

- Bei bestehender Schmerzfreiheit ist bei unerwünschten Nebenwirkungen zunächst die Dosis bis zum Auftreten von Schmerzen zu reduzieren. Erst dann ist die Indikation zum Opioidwechsel gegeben (▸ Abschn. Wechsel des Opioids)

Stufe II: schwache Opioide

Schwache Opioide
- haben eine Höchstdosis,
- haben grundsätzlich das gleiche Nebenwirkungsspektrum wie starke Opioide.

Kodein
- zur oralen Applikation in zahlreichen Kombinationen enthalten, hierbei ist auf die gleiche Wirkdauer von Kombinationspartnern zu achten, falls ein solches Präparat gewählt wird.
- ED 30–40 mg, WD 3–4 h, WEi 20 min, TD_{max} 240 mg
- gut antitussiv, ausgeprägt obstipierend,
- zur Dauerschmerztherapie wenig geeignet.

Dihydrokodein
- zur oralen Applikation,
- ED 20–40 mg, WD 4 h, WEi 15 min, TD_{max} 240 mg,
  ED retard: 60–90 mg, WD 8–12 h, WEi 60 min, TD_{max} 240 mg
- ausgeprägt obstipierend, gut antitussiv.

Tramadol
- zur oralen, rektalen und parenteralen Applikation,
- ED 50–100 mg, WD 3–5 h, WEi 15 min, TD_{max} 600 mg,
  ED retard: 50–200 mg, WD 8–12 h, WEi ca. 120 min
- sehr individuelles NW-Spektrum,
- i.v.: p.o. = 1:1
- auch noradrenerg und serotoninerg wirksam; vielleicht tendenziell effektiver bei neurophatischen Schmerzen; Kombination mit selektiven Serotonin-Reuptake-Hemmern vermeiden (Gefahr des akuten Serotoninsyndroms).

Tilidin[1]/Naloxon

- zur oralen Applikation in fixer Kombination mit Naloxon, in höheren Dosierungen Entzugssyndrom durch Naloxon möglich,
- ED 50–100 mg, WD 4 h, WEi 15 min, TD_{max} 600 mg
- ED retard: 50–200 mg, WD 8–12 h, WEi 30 min, TD_{max} 600 mg
- wenig obstipierend (vermutlich durch den Naloxonzusatz)
- hepatische Aktivierung von Tilidin und Inaktivierung von Naloxon erforderlich.

Wenig geeignete Medikamente zur Tumorschmerztherapie

Pethidin

- aktive Metaboliten mit langer Halbwertszeit,
- nur parenteral wirksam,
- halluzinatorisch, konvulsivogen.

Dextropropoxyphen

- aktive Metaboliten mit halluzinatorischen Wirkungen,
- unklare, vermutlich sehr schwache analgetische Potenz.

Pentazocin

- Pulmonalarteriendruck steigernd,
- synthetischer Morphinpartialantagonist,
- in tumorschmerzadäquaten Dosierungen halluzinatorisch.

Piritramid (WHO Stufe III)

- nur parenteral verfügbar,
- psychomimetische Wirkungen,
- Ausnahme: peri- und postoperative Phase.

---

1   In der Schweiz als Monosubstanz auch zur oralen Gabe.

Stufe III: starke Opioide

Morphin

- zur p.o.-, rektalen, s.c.-, i.v.-, periduralen und intrathekalen Applikation
- keine Höchstdosis! wichtigstes Analgetikum
- p.o.: parenteral = 3(2) : 1/p.o.: rektal = 2:3 (bei Dauergabe), bei ausgeprägter Leberinsuffizienz und somit Minderung der First-Pass-Elimination auch Verhältnis von p.o. : i.v. von 2:1 bis 1:1 möglich.
- peridurale und intrathekale Applikation ▸ unten
- 2 aktive harnpflichtige Metaboliten; gute klinische Kontrolle bei Nierenfunktionseinschränkung, bei terminaler Insuffizienz meiden; ggf. Opioidwechsel
- 30 % Eiweißbindung

Zubereitungsformen von Morphin

Applikation	ED [mg]	WD [h]	WEI [min]	Bemerkung
Tablette[a]	ab 5	4	30	10- und 20-mg-Tbl., Dosisfindung, Bedarfsmedikation
Wässrige Lsg.[a]	ab 5	3–4	20	Konzentrationen 0,2–4 %, Dosisfindung, Bedarfsmedikation, Sonden-/PEG-gängig
Supp.[a]	ab 5	4	30	Dosisfindung, Emesis, Finalstadium
Retard-Tbl.	ab 10	8–12	120[b]	Tbl zu. 10, 30, 60, 100, 200 mg, Basismedikation, nicht zerkleinerbar

Stufe III: starke Opioide

Applikation	ED [mg]	WD [h]	WEI [min]	Bemerkung
Retard-Kaps.	ab 10	8–12	120[b]	nach Eröffnen auch PEG-sondengängig
Retard-Susp.	ab 20	8–12	120[b]	nach Zubereitung rasch verwenden
Retard-Supp.[c]	ab 10	8–12	90[b]	10-, 20- und 30-mg-Supp., bei Emesis, Finalstadium
Ultraretard-Kaps	ab 30	12–24	240[b]	Basismedikation
Parenteral	ab 2,5	3–4	5–15	▶ unten: parenterale Therapie

a Schnell freisetzende Zubereitungen.
b Erreichen des Wirkmaximus.
c in D nicht erhältlich

Buprenorphin

- zur sublingualen, trandsdermalen, parenteralen und auch periduralen Applikation
- ED ab 0,2–1,2 mg, WD 6–8 h, WEi 30–60 min, TD_{max} 4,8 mg
- als Partialantagonist geringe Spasminogenität, keine Kombination mit Morphinagonisten
- s.l. : i.v. = 3:2; transdermal 35 µg/h $\triangleq$ 0,8 mg s.l./Tag
- peridurale Applikation ▶ unten
- bei Niereninsuffizienz bis 70 % fäkale Elimination
- 96 % Eiweißbindung

Bei Umstellung auf Vollagonisten vorübergehend Entzugserscheinungen bei schwacher Analgesie möglich

L-Methadon

- zur oralen (Trpf.) und parenteralen Applikation
- bei Nichtansprechen auf Morphin gute Ausweichsubstanz; nicht nur Agonist am Opioid-, sondern auch Antagonist am NMDA-Rezeptor (die Herstellung individuell dosierter Kaps. oder Supp. ist in der Offizin möglich)
- ED ab 2,5 mg, WD ▶ unten, WEi 20 min, TD_{max}: keine
- hochindividualisierte Pharmakokinetik mit der Gefahr der Kumulation; verschiedene Titrationsschemen gebräuchlich;
  bei Ersteinstellung: Titration über mehrere Tage mit 2 mg maximal 3–stdl. wiederholbar;
  bei Umstellung: Umrechnungsfaktoren abhängig von der Höhe der Opioidmedikation; ggf. überlappende Titration
- bei Schmerzen und gleichzeitiger Substitutionstherapie: Dosis erhöhen und gegen den Schmerz titrieren oder Subsitution belassen und anderes Opioid zusätzlich geben (ausprobieren!)
- bei Flüssig- und oder PEG-Ernährung mögliche Alternative
- i.v. : p.o. = 1:2 (Vorsicht: individuelle Schwankungen möglich)
- bei Umstellen auf L-Methadon: vorsichtiges Titrieren der Äquivalenzdosis besonders im hohen Dosisbereich
- zahlreiche relevante Wechselwirkungen
- 85 % Eiweißbindung (*cave:* kompetitive Verdrängung)
- bei Niereninsuffizienz überwiegend fäkale Ausscheidung!

Cave: In einigen Ländern wird auch das Razemat verwendet, besonders häufig im Rahmen von Substitutionstherapien (analgetisch halb so potent)

Hydromorphon

- geringe Eiweißbindung (8 %)
- keine klinisch relevanten aktiven Metaboliten
- p.o. nicht retard und retard sowie s.c./i.v.
- TD_{max} keine!
- Kps. ohne Wirkverlust eröffenbar und sondengängig
- ED nicht retard ab 1,3 mg[1], WEi 30 min, WD 4 h
- ED retard ab 4 mg[1], WEi 60 min, WD 12 h
- ED s.c./i.v. ab 1 mg

---

1   Kommerziell keine kleineren Dosiseinheiten verfügbar.

Fentanyl

- Opioid mit sehr hoher analgetischer Potenz; transdermales System zur Therapie des stabilen Dauerschmerzes, transmukosale Zubereitung (Lolly) zur Therapie des Durchbruchschmerzes i.v.-Anwendung v. a. im Narkose- und Intensivbereich
- transdermale Systeme: strenge Beachtung der Applikationsvorschrift, da sonst Intoxikationen möglich; für den stabilen Dauerschmerz gut geeignet, träges System mit langen An- und Abflutzeiten, keine Nachahmung des tageszeitlichen Schmerzrhythmus möglich; kleinste Einheit (25 µg/h TDS) entspricht 60–90 mg p.o. Morphin/Tag.
  Nachteil: Bei höheren Dosierungen größere Hautareale notwendig
  Vorteil: tendenziell weniger obstipierend
- 85 % Plasmaeiweißbindung
- bei septischen Temperaturen 30 % Resorptionssteigerung möglich
- bei starkem Schwitzen (z. B. B-Symptom beim Lymphomen) ungeeignet aufgrund unkalkulierbarer und insuffizienter Resorption

Oxycodon

- Retard-Tbl.: ED ab 10 mg, WEi 60 min, WD 8–12 h, TD_{max}: vermutlich keine
- bei Nichtansprechen auf Morphin mögliche Ausweichsubstanz
- 45 % Plasmaeiweißbindung
- aktive Metaboliten?

Äquivalenzdosierung ▶ »Vorgehen beim Wechseln des Opioides«

Substanz	Tagesdosis [mg] bezogen auf Morphinäquivalente		
	unterer Dosisbereich	mittlerer Dosisbereich	oberer[b] Dosisbereich
Kodein	240 p.o.	–	–
	– i.v.	–	–
Dihydrokodein	120 p.o.	–	–
	– i.v.	–	–

Substanz	Tagesdosis [mg] bezogen auf Morphinäquivalente		
	unterer Dosisbereich	mittlerer Dosisbereich	oberer[b] Dosisbereich
Tramadol[a]	150 p.o. 100 i.v.	500 p.o. 500 i.v.	– –
Tilidin/Naloxon	150 p.o. – i.v.	500 p.o. –	– –
Pethidin[a]	– p.o. 75 i.v.	– 	– –
Pentazocin[a]	180 p.o. 60 i.v.	– 	–
Dextro-propoxyphen	200 p.o. – i.v.	– 	–
Piritramid	– p.o. 15 i.v.	– 150 i.v.	–
Buprenorphin	0,4 s.l. 0,3 i.v.	4 s.l. 3 i.v.	–
Morphin[a]	30 p.o. 10 i.v.	300 p.o. 100 i.v.	900 p.o. 300 i.v.
L-Methadon	10 p.o. 5 i.v.	[c] [c]	[c] [c]
Hydromorphon	4 p.o. 2 i.v.	40 p.o. 20	120 p.o. 60 i.v.
Oxycodon	20 p.o.	200 p.o.	?
Fentanyl	0,6 i.v. > 25 µg/h TTS	3 i.v. 125 µg/h TTS	9 i.v. 475 µg/h TTS

a Die rektalen Zubereitungsformen sind aufgrund des stark gemilderten Firstpass-Effekts der Leber in der Regel stärker wirksam als die oralen.
b Keine Höchstdosis.
c Individuelle Dosisfindung notwendig. Razemat halb so potent wie L-Methadon.

> **Merke**
>
> Die rechnerisch ermittelten Dosierungen sind nur Näherungswerte, die im Einzelfall deutlich unter- oder überschritten werden können. Die Äquivalenzdosen beziehen sich auf die Tagesdosis.
>
> Zur Bestimmung der jeweiligen Einzeldosis wird diese durch die Zahl der Einnahmen/Tag (entsprechend der Wirkdauer der jeweiligen Substanzzubereitung) dividiert.

Pseudokausalität zwischen Opioidgabe und Symptom

> **Merke**
>
> Es gibt eine Pseudokausalität zwischen Opioidgabe und Symptom. Von daher stets sorgfältige Ursachenklärung besonders bei Erstmanifestation unter laufender Therapie. Keinesfalls sollte das Opioid als erstes Medikament quasi im Reflex abgesetzt werden.

Beispiele:

Symptom	Mögliche Ursache
Sedierung	Hyperkalzämie, Exsikkose/Fieber, Leberversagen, Hypoxämie/Anämie, Hirnmetastasierung, schwere metabolische Entgleisung
Übelkeit/ Erbrechen	Hyperkalzämie, Magenulkus/Magenentleerungsstörung, Hirnmetastasierung, (Sub-)ileus, Medikamententoxizität, Leber-/Niereninsuffizienz
Verwirrtheit	Exsikkose/Fieber, metabolische Entgleisung (Blutzucker), Medikamententoxizität, Alkohol-/Drogen-/Medikamentenentzug
Obstipation	(überflüssige) obstipierende Medikamente, Exsikkose, unzureichende Trinkmenge, mechanischer/reflektorischer (Sub-)ileus

Vorgehen bei Ersteinstellung auf Opioide

1. Gabe einer retardierten Substanzzubereitung nach Plan in niedriger Dosierung oder
   Gabe einer schnell freisetzenden Substanzzubereitung entsprechend ihrer WD oder
   besonders bei vermutetem hohem Opioidbedarf rasche i.v.-Titration im Sinne einer patientenkontrollierten Analgesie; anschließend Umstellung auf p.o. Medikation in äquianalgetischer Dosis und Gabe nach Plan. Wichtig: prophylaktische laxative Therapie und Antiemese!
   Bereitstellen einer Bedarfsmedikation zur Dosisfindung und für Durchbruchschmerzen
2. **Dosisfindung** mittels Bedarfsmedikation einer schnell freisetzenden Zubereitung der gleichen Substanz oder eines Opioids der gleichen Stufe und Rezeptorklasse ▶ oben
3. Therapiekontrolle, ggf. Umrechnen der zusätzlich benötigten Bedarfsmedikation auf die Basismedikation (Retardpräparat) unter Beachtung einer möglichen Tagesrhythmik des Schmerzes und Anpassen der Bedarfsmedikation

❯ **Merke**
Eine Bedarfsmedikation, die regelmäßig mehr als 1- bis 2-mal/Tag benötigt wird, sollte zur entsprechenden Erhöhung der Basismedikation führen.

Indikation und Vorgehen bei Dosisreduktion

Indikation

Bei Schmerzfreiheit und Auftreten von klinischen Zeichen einer Opioidüberdosierung wie anderweitig nicht zu erklärende Sedierung, Verwirrtheit, Myoklonien oder in Extremfällen Atemdepression (=Abnahme der Atemzüge/min nicht verwechseln mit Atemnot!). Mögliche Ursachen hierfür sind Ansprechen auf tumorreduktive Therapie, Unterbrechung von Schmerzbahnen (z. B. kompletter Querschnitt, erfolgreiche Lyse des Ganglion coeliacum), geänderter Metabolismus (gelegentlich in der Sterbephase).

Vorgehen

Eine körperliche Abhängigkeit entwickelt sich individuell und hängt wenig von
der Dosis und der Behandlungszeit ab. Eine Reduktion um 10 % der Basismedikation pro Tag wird von den meisten Patienten ohne Entzugserscheinungen toleriert. Wichtig ist die Anpassung der Bedarfsmedikation. Frühzeichen
eines Entzuges sind Gähnen, Unruhe und Diarrhö.

Negative Prädiktoren für das Gelingen einer Schmerztherapie (Edmonton Cancer Pain Staging System nach Bruera)

Durchbruchschmerzen

- *Definition:* akzidentell auftretende Schmerzen bei einer ansonsten suffi-
  zienten Analgesie
- *Nozizeptiv:* Angebot einer schnell freisetzenden Zubereitung eines Opioids. Orientierend gilt, dass die Einzeldosis dieser Bedarfsmedikation 1/6
  der Basismedikation betragen soll. Im Einzelfall sind aber deutliche Un-
  ter- oder Überschreitungen dieser Relation erforderlich. (Schnell freisetzende Morphin- oder Hydromorphonzubereitungen; bei besonderer Indikationsstellung auch transmukosales Fentanyl)
- *Neuropathisch:* der paroxysmale Schmerztyp spricht auf Antikonvulsiva
  (▶ Kap. »Neurologische Symptome«) gut an.

Tachyphylaxieentwicklung von Opioiden (insgesamt sehr selten)

- *Definition:* primär oder sekundär auftretender Sensibilitätsverlust eines
  primär opioidsensiblen Schmerzes, der sich in einer sehr raschen Dosissteigerung bei inadäquater Effektivität äußert. (Die Berechnung eines
  Opioideskalationsindexes zur Diagnosesicherung hat sich nicht durch-
  gesetzt. Von daher sehr weiche Definition)
- Nach Ausschluss aller anderen Ursachen (»Seelenschmerz«, keine
  schmerztypgerechte Therapie etc.) Wechseln des Opioids (▶ Abschn.
  »Wechsel des Opioids«). Es gibt erste Hinweise, dass ein Wechsel des Ap-
  plikationsweges u. U. ebenfalls erfolgreich sein kann (sorgfältige Nutzen-
  Risiko Abwägung).

Neuropathische Schmerzen

- *Definition:* Schmerzen aufgrund einer Schädigung neuronaler Strukturen, die i. d. R. noch mit weiteren neurologischen Reiz- und/oder Ausfall-
symptomen vergesellschaftet sind.
- Die Opioidsensibilität eines neuropathischen Schmerzes ist im Einzelfall
nicht vorhersehbar, wobei auch dann die zu seiner Palliation benötigten
Dosen im Mittel deutlich höher als bei nozizeptiven Schmerzen sind.
Haupeinsatzgebiet der Koanalgetika (▶ dort)
- Der neuropathische Schmerz geht dem Nachweis der Läsion durch
bildgebende Verfahren u. U. um Monate voraus (Schmerz als Erst-
symptom einer Infiltration: 85 % Plexus brachialis, 93 % Plexus lumbosacralis).

Ungelöste psychosoziale Konflikte

- *Hinweis:* Schmerzperzeption und -expression werden stark durch psychische und soziale Faktoren moduliert. In wieweit sie direkt die Nozi-
zeption beeinflussen, ist derzeit noch unklar.
- Mögliche Hinweise sind: situativ gebundene Schmerzverstärkung (immer kurz vor geplanter Entlassung oder dem Besuch eines bestimmten
Menschen), Diskrepanz zwischen verbaler, paraverbaler und nonverbaler
Schmerzmitteilung, begleitende psychische Symptome wie Angst, Unruhe, Depressivität.

Vorbestehende oder aktuelle Suchterkrankung

- *Hinweis:* die Prävalenz von Suchterkrankungen ist außerordentlich hoch.
Besonders bei legalen Drogen ist diese Erkrankung oft nicht erkannt.
Ob die Downregulation von Opioidrezeptoren bei Heroinkranken eine
Bedeutung für das schlechtere Ansprechen auf eine Opioidtherapie hat,
ist unklar.
- ▶ auch »Tumorschmerztherapie bei Suchterkrankungen«

Wechsel des Opioids

Indikationen

- Konservativ nicht beherrschbare opioidinduzierte oder -verstärkte
Beschwerden

- Trotz schmerztypgerechter Therapie (Koanalgetika!) und Ausreizen der Dosissteigerungsmöglichkeiten insuffiziente Analgesie
- Substanz steht in einer für diese spezifische Situation geeigneten Applikationsform nicht zur Verfügung (z. B. TTS bei Schluckunfähigkeit)

Vorgehen

- Errechnen der TD des alten Opioids
- Bestimmen der analgetischen Äquivalenzdosis (▶ oben)
- Applikation von 50 % der rechnerisch ermittelten Äquivalenzdosis. Aufteilen in ED und Festlegen des Dosisintervalls entsprechend der WD des neuen Opioids. Ausnahme L-Methadon: Hier sollte die benötigte Dosis mit Hilfe einer Ad-libitum-Titration ermittelt werden.
- Rasche Titration gegen den Schmerz mittels Bedarfsmedikation (▶ oben)

Hinweise

- Es gibt keine gesicherten Differenzialindikationen für die einzelnen Substanzen.
- Es gibt keine gesicherten Kontraindikationen für die einzelnen Substanzen! Vorsicht ist immer dann geboten, wenn Metabolisierung (z. B. Methadon hepatisch) oder Elimination für die Substanz oder für mögliche aktive Metabolite (z. B. Morphin, M3- und M6-Glucuronid) relevant eingeschränkt sind. Hier sollte bei Auftreten von Nebenwirkungen nach Alternativsubstanzen gesucht werden (▶ S. 139–140).

Wechsel des Applikationsweges

Kontinuierliche parenterale Analgesie

- Nur bei Unmöglichkeit einer oralen Therapie (Schluckunfähigkeit, gestörte Resorption, Bewusstseinstrübung);
- bei Umstellen von p.o.-Gabe Bestimmung der Äquivalenzdosis
- möglichst kontinuierliche Gabe mittels externer Pumpen, Vorgehen bei s.c.-/i.v.-Therapie ▶ »Praktische Tipps in der Symptomkontrolle«;
- besonders geeignete Opioide:
  Morphin ab 0,5 mg/h oder Hydromorphon ab 0,1 mg/h kontinuierlich, i. d. R. sind wesentlich höhere Dosierungen notwendig,

- zur Mischbarkeit dieser Opioide mit anderen Substanzen ▶ S. 138

Transdermale Therapie

- Derzeit für Fentanyl und Buprenorphin möglich;
- genaue Beachtung der Applikationsvorschriften;
- lange An- und Abflutphasen;
- Wirkdauer kann erheblich schwanken (48–72 h), am 3. Tag gelegentlich sogar Entzugserscheinungen möglich, schnellere Resorption bei Fieber (!), möglicherweise auch bei Kachexie;
- keine Nachahmung einer Tagesrhythmik möglich, von daher nur für den stabilen Dauerschmerz geeignet;
- Kombination mit schnell freisetzenden Zubereitungen potenter µ-Agonisten als Rescuemedikation möglich bei Fentanylpflaster; Buprenorphinpflaster s.l.tbl. als Rescuemedikation verwenden;
- besonders bei Buprenorphinpflaster als Kontaktekzeme möglich.

Sublinguale Therapie

- Derzeit nur für Buprenorphin möglich;
- Buprenorphin bei Schluckstörung und/oder Emesis geeignete Alternative, falls die benötigte Dosis unterhalb der Ceilingdosis von ca. 4 mg/Tag s.l. liegt;
- für Fentanyl: aufgrund der kurzen Halbwertszeit nur bei Durchbruchschmerzen als Bedarfsmedikation; *cave:* ausgeprägte Schwankungen der Resorption (»Fentanyllolly«)

Peridurale/intrathekale Analgesie

- Nur bei Unmöglichkeit einer systemischen Therapie!
- Bei Opioidgabe ist grundsätzlich das gleiche NW-Spektrum einschließlich Obstipation wie bei systemischer Therapie möglich, durch Zugabe anderer Substanzen (▶ unten) Modifikation der Analgesie möglich.
- Applizierbar sind alle konservierungsstofffreien Opioide, besonders geeignet Morphin (Fentanyl, Sufentanil).
- Die Vermittlung der Analgesie erfolgt über spinale und supraspinale Opioidrezeptoren mit der Maximalwirkung in Applikationsnähe, aber ohne segmentale Begrenzung.
- Die Lipophilie eines Opioides entscheidet über die Wirkdauer und den Verteilungskoeffizienten zwischen Liquor und Serum.

Die Distribution der applizierten Medikamente erfolgt durch Liquordiffusion, Aufnahme in den meningealen Gefäßplexus und auch über den systemischen Kreislauf.

- Die Dosis muss individuell neu titriert werden.
  Näherungsweise gelten folgende *Umrechnungsfaktoren für Morphin:*
  p.o. : i.v./s.c. = 2(3):1 (bezogen auf TD),
  i.v./s.c. : peridural = 3–5:1 (bezogen auf TD),
  peridural : intrathekal = 5–10:1 (bezogen auf TD).
  Bei spinaler Opioidtherapie vorsichtig titrieren.
- Verschiedene Techniken möglich: ausgeleiteter, untertunnelter (Therapiedauer Tage bis Wochen) oder portkonnektierter (Therapiedauer Wochen bis Monate) Katheter;
- kontinuierliche Infusion über externe Pumpen bevorzugen, da bei Bolusgabe die Gefahr der verzögerten Atemdepression größer ist;
- zusätzlich applizierbare Medikamente:
  1. konservierungsstofffreie Lokalanästhetika, (z. B. Bupivacain Ropivacain) über eine Sympatholyse besonders effektiv bei neuropathischen und sympathisch unterhaltenen sowie zur Prophylaxe von Phantomschmerzen, bewirken eine segmental begrenzte Analgesie: in Abhängigkeit vom applizierten Volumen, i. d. R.: peridural 1–2 Segmente ober- sowie 3–5 Segmente unterhalb, intrathekal distal des Applikationssegmentes;
  2. Clonidin: bei vermuteter Opioidtachyphylaxie, neuropathischen und Deafferenzierungsschmerzen nicht segmental begrenzte Wirkung; nur geringe Kreislaufwirkung;
  3. Baclofen: zugelassen bei Spastik.

Koanalgetika bei definierten Schmerztypen

Definition

Koanalgetika (synonym Adjuvanzien) sind Substanzen, die keine eigene antinozizeptive Wirkung entfalten, sehr wohl aber bei definierten Schmerzsyndromen wirksam sind. Leider liegen für die Indikation Tumorschmerz kaum Studien vor, sodass nahezu alle Empfehlungen aus Untersuchungen von Patienten mit nichttumorbedingten chronischen Schmerzen extrapoliert wurden.

Koanalgetika bei neuropathischen Schmerzen

Es gibt keine Korrelation zwischen klinischem Bild und Schädigungsmuster (► oben): Für den klinischen Alltag ist die Unterscheidung von Dauer- und paroxsysmalem Schmerz hilfreich. Eine exakte Schmerzbeschreibung einschließlich der neurologischen Reiz- und Ausfallsymptome ist auch zur Bewertung des Therapieeffekts (Ansprechen nur einer der Komponenten ist nicht so selten) zwingend erforderlich. Besonders bei lange bestehenden Schmerzen überschreiten die pathologischen Veränderungen oft die primären Versorgungsgebiete des geschädigten neuronalen Substrats (Ausdruck einer stattgehabten Sensibilisierung).

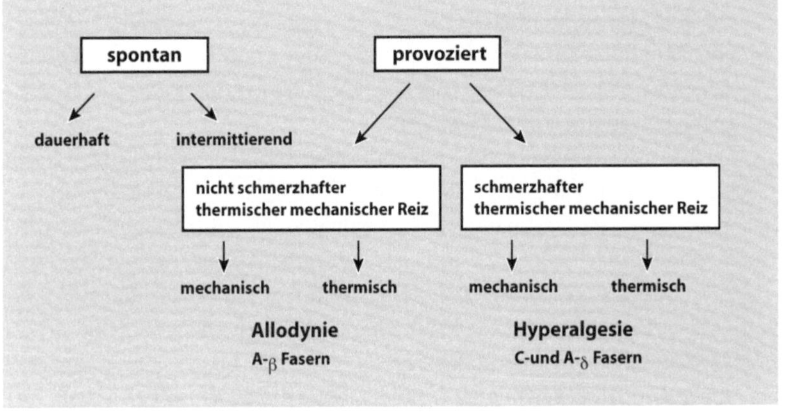

— Trizyklische Antidepressiva

Indikationsbereich: dauerhaft brennend hell-heißer Schmerz, oft gleichzeitig Dysästhesie, Hyperpathie, Hyperalgesie.

Wichtig: langsames Aufdosieren; in der Regel reicht 1 Gabe pro Tag, wobei die Wirkdosis auch auf 2 unterschiedliche Dosen aufgeteilt werden kann.

Wesentliche Kontraindikationen: Herzrhythmusstörung, Engwinkelglaukom; *cave:* besonders bei alten Menschen: Zunahme der Sturzneigung.

Amitriptylin	ED 10–100 mg	Nebeneffekte: schlafanstoßend, sedierend, appetitsteigernd
Doxepin	ED 10–100 mg	stärker sedierend als Amitriptylin, Mundtrockenheit
Clomipramin	ED 10–100 mg	eher antriebssteigernd, Abenddosis geringer

Nur für die trizyklischen Antidepressiva wurde Wirksamkeit bewiesen. Die selektiven Serotonin-Reuptake-Hemmer (z. B. Paroxetin) oder die noradrenergen spezifisch serotonerge Antidepressiva (z. B. Mirtazapin) sind mit der Indikation Schmerz nicht wirksam.

— **Antikonvulsiva**

Indikationsbereich: paroxsysmale Schmerzen (einschießend, stechend, dolchstoßartig) mit oder ohne zusätzliche neurologische Symptome. Wenige Daten zur Indikation bei Tumorschmerz oder zu Kombinationstherapien (nicht üblich). Da alle Antikonvulsiva ein annähernd gleiches subjektives Nebenwirkungsspektrum aufweisen, muss die Substanz nach individuellen Gesichtspunkten unter Berücksichtigung der jeweiligen Kontraindikationen ausgewählt werden.

Wichtig: Langsam einschleichende Dosierung erforderlich; keine Spiegelbestimmungen routinemäßig, nur zur Compliancekontrolle, Dosis nach Nebenwirkung.

— *Carbamazepin:* ED 200–800 mg, TD bis 400–800 mg, (8- bis) 12-stündliche Gabe; problematisch: viele Interaktionen, u. U. erhebliche Leber- und Blutbildtoxizität (Kontrollen erforderlich); kardiale Kontraindikation, subjektiv oft schlecht toleriert: Schwindel, Übelkeit, Sedierung, Ataxie.

— *Gabapentin:* ED 300–900 mg, TD bis 4,2 g möglich, (6- bis) 8-stündliche Gabe erforderlich! Keine Interaktionen, keine relativen Kontraindikationen; bei Niereninsuffizienz Dosisanpassung (▶ Beipackzettel), bei Diabetes mellitus Blutzuckerkontrolle erforderlich;

zusätzliche anxiolytische Wirkung wird diskutiert; vermutlich auch bei neuropathischem Dauerschmerz mit Reizsymptomen wirksam.

- *Clonazepam:* ED 0,5–1 mg in 8- bis 12-stündlicher Gabe, TD 2–4 mg; andere Benzodiazepine sind gleich wirksam, aber oft stärker sedierend; (Neben-)wirkungen: Sedierung, Anxiolyse, Muskelrelaxation; cave nach 3 Wochen bereits körperliche Abhängigkeit möglich.
- Es gibt Hinweise auf eine koanalgetische Wirksamkeit der neueren Substanzen *Oxcarbazepin* und *Lamotrigin* bei individuell verändertem Nebenwirkungsspektrum. *Valproinat* ist zwar breit wirksam aber auch neben- und wechselwirkungsträchtig, von daher niemals Erstlinienpräparat. *Phenytoin* ist bei Paroxsysmen wirksam, weist aber viele Neben- und Wechselwirkungen sowie Kontraindikationen auf.
- *Baclofen:* ED 5–10 mg, TD 15–60 mg, (8- bis) 12-stündliche Gabe; bei diffusen neuropathischen Schmerzen, z. B. bei Tumormanifestation im Beckenausgangsbereich, bei begleitender Spastik und/oder Myoklonien, sedierend.
- *Steroide:* letztlich alle gleich wirksam, initial hoch dosieren (z. B. 8–36 mg Dexamethason TD), dann rasch auf klinisch erforderliche Dosis reduzieren; antiödematöse und antiphlogistische (Neben-)wirkungen; vorübergehend auch appetitsteigernd und stimmungsaufhellend.
- *Calcitonin:* Wirksamkeit bewiesen für Deafferenzierungs-(phantom-)schmerz: ED 100–200 IE s.c., i.v. oder nasal, (12- bis) 24-stündliche Gabe; erforderliche Therapiedauer unbekannt.
- *Ketamin:* experimentelle Therapie, TD ab 50 mg/d o.c./i.v.; selten Alpträume; bei höheren Dosierungen Kombination mit Benzodiazepin empfehlenswert. Guter Kombinationspartner von Opioiden.

Koanalgetika bei Schmerzen in Folge von Muskelhartspann

Oft psychisch oder durch Zwangs-/Schonhaltung getriggert; unverzichtbar: Physiotherapie (auch in der Palliativsituation sinnvoll!) sowie ggf. Entspannungsübungen und Gesprächstherapie; Lagerung optimieren, Lagerungshilfe anbieten, Indikation zu Orthesen, Prothesen prüfen.

Muskelrelaxanzien vom Benzodiazepintyp: Bereits nach 3-wöchiger Therapie ist nach Absetzen ein akutes Entzugssyndrom möglich; keine selektive Wirkung, sondern zusätzlich Reduktion der Kraft bereits (kachexie-, immobilitäts-)geschwächter Muskulatur. Beispiel: Tetrazepam ED 50 mg, TD 200–300 mg, Clonazepam ▶ oben.

Koanalgetika bei Schmerzen in Folge von Muskelspastik und Myoklonien

Viele Medikamente und alle Opioide steigern den Muskeltonus. Wenn möglich, Dosisreduktion oder Absetzen der Medikamente.

- *Baclofen:* ED 5–10 mg p.o., TD 15–60 mg (8- bis)12-stündliche Gabe; stark sedierend, Mittel der ersten Wahl bei Singultus; einschleichende Dosierung; besonders bei zentraler Ursache; Nachteil: Reduktion der Muskelkraft
- *Tizanidin:* ED 2,4 mg, TD 24 mg, (6-) bis 8-stündliche Gabe; einschleichende Dosierung
- *Tolpiseron:* ED 50 mg, TD 300 mg, 8-stündliche Gabe; einschleichende Dosierung
- *Dantrolen:* ED 25 mg, TD maximal 300 mg, 8-stündliche Gabe; keine Langzeitanwendung, keine Kombination mit Ca-Antagonisten; peripheres Myotonolytikum; Reduktion der Muskelkraft
- *Tetrahydrocannabinol (Dronabinol):* ED ab 2,5 mg, TD 20 mg, gute Wirksamkeit bezüglich der Schmerzen bei leichter bis mittelstarker Spastik; Datenlage derzeit noch insuffizient; diskutierte Nebeneffekte: appetitsteigernd und stimmungsaufhellend

Koanalgetika bei Koliken der Hohlorgane

Oft als Dolor translatus imponierend, gelegentlich auch bei sekretgefülltem bestrahltem Uterus.

- *Metamizol* in Dosierungen > 4 g/Tag
- *Butylscopolamin* ED 10–40 mg s.c./i.v. (oral unwirksam, rektal bis zu 30 % Resorption); vermutlich nicht auf distale Ureterabschnitte wirkend. Nebenwirkungen: Obstipation, cave Engwinkelglaukom und/oder Krampfneigung; Tachykardie, Akkomodationsstörungen und Xerostomie sind neben der Obstipation oft dosislimitierend; Nebeneffekt: sekretionshemmend im Respirations- und Gastrointestinaltrakt
- *Scopolamin* ED 0,5–1,5 mg transdermal, 72-stündlich (1 Pflaster setzt 0,5 mg in 72 h frei); langsames Anfluten, dann aber gut toleriertes System

Koanalgetika bei Knochenschmerzen

Alle *Bisphosphonate* ab der 3. Generation wirken analgetisch bei Knochenschmerzen. Die Auswahl der Substanz richtet sich nach individuellen (Nierenfunktion?) sowie praktischen Überlegungen (orale Gabe, kurze oder lange Infusionsdauer). Eintritt der analgetischen Wirkung lange vor Nachweis einer Resklerosierung.

Radionuklidtherapie ist bei einer disseminierten ossären Metastasierung analgetisch wirksam (positiver Knochenscan vorausgesetzt). Eine Wiederholung der Therapie ist in Abhängigkeit von der Knochenmarksituation möglich.

Calcitonin hat keine Bedeutung mehr.

Transkutane Radiotherapie ist Methode der Wahl bei isolierten schmerzhaften Knochenmetastasen.

Tumorschmerztherapie bei Suchterkrankungen

> **Merke**
> Eine anamnestische oder bestehende Suchterkrankung ist ein negativer Prognosefaktor für die Effektivität einer Schmerzbehandlung. Sie ist jedoch kein Grund, auf Opioide zu verzichten.

Besonderheiten

- Häufige Komorbidität (Aids, Depression, HOPS etc.);
- benutzte Drogen verstärken oft unerwünschte Opioidwirkungen, trotzdem Entzugssyndrome vermeiden oder behandeln;
- interdisziplinäres Team zur Therapie erforderlich;
- engmaschige Anbindung und häufigere Kontrollen;
- Abschließen eines »Patientenvertrages«;
- Ursachensuche bei gesteigertem Opioidbedarf!
- *Cave:* WD Methadon zur Prophylaxe eines Entzugssyndromes im Rahmen der Substitution 24 h, WD Methadon zur Analgesie 6–12 h
- Bei Substitutionstherapie entweder gleiches Opioid in analgetischer Dosierung oder Substitution belassen und Analgesie mit anderem Opioid der gleichen Rezeptorklasse! Ausprobieren!

Mischbarkeit verschiedener Substanzen in einer Spritze

Die Verwendung von Lösungsgemischen ist nach Nutzen und Risiko abzuwägen. Es handelt sich hierbei streng genommen um Kombinationspräparate, für die in den seltensten Fällen alle notwendigen Untersuchungen vorliegen. Geprüft wird i. d. R. auf chemisch-physikalische Stabilität, eine umfassende Untersuchung würde aber auch mögliche Abbauprodukte einbeziehen. Für die Kompatibilitätsangaben müssen zusätzlich die Erstellungs- und konkreten Applikationsbedingungen (z. B. Außentemperatur, Lichteinfluss) einbezogen werden.

	Dexamethason	Haloperidol	Metoclopramid	Midazolam	Morphin	Octreotid	Promethazin
Dexamethason	c	n	c	n	c	c	?
Haloperidol	n	c	c	c	c	n	?
Metoclopramid	c	c	c	c	c	n	c
Morphin	c	c	c	c	c	n	c
Promethazin	?	c	c	c	c	?	c
Octreotid	c	?	?	?	c	c	?

c   Substanzen dürfen in einer Spritze zusammen aufgezogen werden.
n   Substanzen dürfen nicht zusammen aufgezogen werden.
?   nicht geprüft.

Haltbarkeit von Mischungen

		Stabilität der Mischung
Morphin	mit Metoclopramid	24 h (mindestens)
	mit Haloperidol	14 Tage
	mit Bupivacain	14 Tage
	mit Clonidin	14 Tage
	mit Bupivacain + Clonidin	14 Tage
	mit Levomepromazin	24 h
	mit Chlorpromazin	> 15 min
	mit Midazolam	4 h
	mit Zuckerlsg. (pH < 7)	24 h
	mit Hyaluronidase	24 h
Butylscopolamin	mit Octreotid	24 h
	mit Metamizol	24 h
	mit Hydrocortison	> 4 h

Relevante Wechselwirkungen von (Ko-)analgetika*

NSAR

- Sehr bedeutsam mit: ACE-Hemmern, Antikoagulanzien, oralen Antidiabetika, Methotrexat,
- bedeutsam mit: Phenytoin, Diuretika, Probenecid, Glukokortikoiden, Antikonvulsiva.

Paracetamol

- Bedeutsam mit: Antikonvulsiva.

Opioide

- Wirkabschwächung des Opioids (insbesondere L-Methadon) bei Antikonvulsiva, Rifabutin, Rifampicin;
- bedeutsam mit: MAO-Hemmern, Cimetidin,
- Verstärkung der sedieren und atemdepressorischen Potenz bei allen Substanzen mit zentraler Wirkung möglich.

Amitriptylin

- Bedeutsam mit: oralen Antikoagulanzien, Carbamazepin, Phenytoin, Fluconazol, sehr bedeutsam mit: MAO-Hemmern.

Carbamazepin

- Carbamazepin hat Interaktionen mit zahlreichen Substanzen zum einen durch Kompetition um die Plasmaeiweißbindung (70–80 %), zum anderen durch die ausgeprägte Enzyminduktion bei 98%iger hepatischer Metabolisierung.
- Erhöhte Carbamazepinspiegel bei: Makrolidantibiotika, Ca-Antagonisten, Desimipramin, Danazol,
- erniedrigte Carabamazepinspiegel bei: Theophyllin, Clonazepam.

(Ko-)analgetika bei eingeschränkter Organfunktion

> **Merke**
> Diese Hinweise sollen keineswegs eine adäquate Schmerzbehandlung verhindern noch sie als besonders risikoreich darstellen. Vielmehr geht es darum, mögliche Gefahren aufzuzeigen, um ggf. alternative Substanzen einzusetzen oder die Therapie engmaschiger zu kontrollieren.

Relevant eingeschränkte Herzfunktion (insbesondere Herzrhythmusstörungen)

- Vermutlich unproblematisch: Metamizol, Paracetamol, Opioide, Gabapentin, mit Einschränkung: NSAR (Hypovolämie)
- relativ kontraindiziert: trizyklische Antidepressiva, Neuroleptika, Carbamazepin, Phenytoin, Antiarrhythmika vom LA-Typ.

Relevant eingeschränkte Nierenfunktion

- Vermutlich unproblematisch: Metamizol, L-Methadon, Fentanyl, Tilidin, Buprenorphin, (Phenytoin),

---

1   bei oraler Gabe deutlich höhere Bioverfügbarkeit durch Abnahme der First-Pass-Eliminationsrate.

- Dosisanpassung notwendig: Paracetamol, Kodein, Dihydrocodein, Tramadol, Oxycodon, Morphin, (Hydromorphon), Phenothiazine, Carbamazepin, Amitriptylin, Gabapentin
- bei ausgeprägter Einschränkung vermeiden: Dextropropoxyphen, Pethidin, Morphin. NSAR sind bei jeder Nierenschädigung kontraindiziert!

Relevant eingeschränkte Leberfunktion

- Vermutlich unproblematisch: Metamizol, Buprenorphin, Hydromorphon[1], Morphin[1], (L-Methadon), (Fentanyl), Gabapentin,
- Dosisanpassung notwendig: Kodein, Dihydrocodein, Oxycodon, Tilidin, Tramadol, Dextropropoxyphen, Pethidin, Amitriptylin, Phenytoin,
- bei ausgeprägter Einschränkung vermeiden: Paracetamol, NSAR, Phenothiazine, Carbamazepin, trizyklische Antidepressiva

Gebrauch von Naloxon bei nicht opioidnaiven Patienten

Naloxon wirkt an allen Opioidrezeptortypen antagonistisch und hebt die Wirkung sowohl exogen zugeführter Opioide als auch der Endorphine auf. 1 mg Naloxon i.v. antagonisiert vollständig 250 mg Morphin. WEi 2–3 min, HWZ 70 min.

Indikationen

Behebung von bedrohlichen Opioidwirkungen wie reduzierte Atemfrequenz, tiefe Sedierung, neuroexzitatorische Wirkung, immer in Titration gegen die unerwünschte Wirkung.

Eine Aufhebung der Analgesie muss dabei vermieden werden!

Vorgehen bei kurz wirksamen Opioiden

0,4 mg Naloxon = 1 Amp. in 10-ml-Spritze mit NaCl 0,9 % im Verhältnis 9:1 verdünnen.

Alle 3 min 1 ml = 0,04 mg s.c. oder i.v. verabreichen, bis der gewünschte Effekt erreicht ist.

Bei Wiederauftreten der unerwünschten Opioidwirkung (nach ca. 1 h) Vorgang wiederholen.

Vorgehen bei retardierten Opioiden

2 mg Naloxon = 5 Amp. in 500 ml NaCl 0,9 % Infusionslösung i.v., die Infusionsgeschwindigkeit richtet sich nach dem gewünschten Effekt. Dauer: je nach dem verwendeten Retardpräparat, 10–12 h nach retardierter Morphinzubereitung, bis 24 h nach Abnahme eines Fentanyl TTS.

Engmaschige Überwachung der Vitalzeichen und der Opioidnebenwirkungen während der ganzen Wirkdauer des zu hoch dosierten Opioides ist unerlässlich.

Nach der Auswaschphase ist die analgetische Behandlung mit demselben oder einem anderen Opioid in geringerer Dosierung weiterzuführen.

> **Merke**
> Zu schnelle Verabreichung von Naloxon birgt die Gefahr eines Entzugssyndroms und einer Schmerzexazerbation, die zur massiven Katecholaminausschüttung mit fatalen Herzrhythmusstörungen führen kann.

Interventionelle/neuroablative Verfahren

> **Merke**
> Interventionelle/neuroablative Verfahren sind selten notwendig und erst nach Ausschöpfung oraler/systemischer Behandlungsverfahren indiziert (Ausnahme Lyse des Plexus coeliacus).

Rückenmarknahe Analgesie

- Methoden: epidurale oder intrathekale Analgesie (▶ oben)
- bei weit fortgeschrittenen Erkrankungen bei ca. 1 (–3) % derPatienten indiziert

Intraventrikuläre Opioidanalgesie

- Extrem seltene Indikation bei Gesichts-/Kopf-/Halstumoren

Chemolyse des Plexus coeliacus

- Indikation: rein viszeraler (!) Oberbauchschmerz
- Indikationsstellung: möglichst früh da nur bei Nichtbeteiligung somatischer Strukturen ein Effekt zu erwarten ist

- Wirkdauer: Wochen bis Monate
- Komplikationsrate: 1–3 % schwerste Komplikationen
- verschiedene Techniken möglich (von dorsal oder ventral; CT- oder US-gesteuert)

Neurolytischer Sattelblock

- Hohes Risiko einer Blasen-/Mastdarmlähmung (nur Patienten mit Anus praeter und Blasenkatheter)
- Deafferenzierungsschmerz möglich
- begrenzte Lebenserwartung vorausgesetzt

Chordotomie

- Indikation: unilateraler Bein-(Arm-)schmerz
- Lebenserwartung < 1 Jahr
- da sehr seltener Eingriff, geübtes Zentrum suchen! (Rarität)

DREZ-Läsion (Verkochung der Hinterwurzel)

- Indikation: Tumorschmerz bei Plexusinfiltration
- wichtig: nur bei funktionsloser Extremität

Thermoläsion des Ganglion Gasseri

- Indikation: Schädelbasisinfiltration, Mund-/Kiefer-/Gesichtstumoren
- unkomplizierter rascher Eingriff
- Deafferenzierungschmerz möglich

Beispiele für pharmakologische Therapiepläne

Patientenbeispiel ▶ S. 144

1) *Diagnose:* ausgedehnt lokoregional matastasiertes Hypopharynxkarzinom, Nahrungs- und Medikamentenzufuhr über PEG. Nebenbefundlich präterminale Niereninsuffizienz.
   Schmerztyp: gemischt nozizeptisch/neuropathisch (neuralgiform)

Patientenbeispiel ▸ S. 145

2) *Diagnose:* metastasiertes Mammakarzinom mit Infiltration des Plexus brachialis. Nebenbefundlich ausgeprägte Schlafstörungen. Unter retardiertem Morphin deutliche Tagessedierung
Schmerztyp: neuropathischer Brennschmerz mit nozizeptiven Anteilen

Patientenbeispiel ▸ S. 146

3) *Diagnose:* lokoregional metastasiertes Ovarialkarzinom mit Peritonealkarzinosen, rezidivierende Subileii. Nebenbefundlich ausgeprägt Nausea und Panikattacken
Schmerztyp: viszeraler Schmerz mit zeitweisen Koliken

Patientenbeispiel ▸ S. 147

4) *Diagnose:* ossär metastasiertes Adenokarzinom mit unbekanntem Primarius (CUP)
Schmerztyp: Nozizeptorschmerz mit starker Bewegungsabhängigkeit und ausgeprägter Tagesschwankung

Hinweis: Die Auswahl der Spezifika erfolgte willkürlich und stellt keine Wertung dar. Auf eine spezielle Kennzeichnung als solche wurde im Rahmen der exemplarischen Therapiepläne verzichtet.

Schmerztherapiepläne

Schmerztherapieplan

Dauermedikation

Medikament Uhrzeit	7 Uhr	11 Uhr	15 Uhr	19 Uhr	23 Uhr	3 Uhr	Gegen	Zeitraum
L-Polamidon-Tropfen	40		40		40		Schmerzen	Dauerhaft
Novalgintropfen	30	30	30	30	30	[30]	Schmerzen	Dauerhaft
Neurontin 300					1 Kps.		Nervenschmerzen	Tag 1--3
	1 Kps.				1 Kps.			Ab Tag 4
Haldoltropfen	5		5		5		Übelkeit	Für 2 Wochen
Movicol					2 Beutel		Verstopfung	Dauerhaft

Zusätzlich bei

Schmerzen	20 Trpf. Polamidon (darf alle 4 h wiederholt werden)
Übelkeit	Vomex-Supp. (darf alle 6 h wiederholt werden)
Verstopfung	2 Dulcolax-Supp.
Schlafstörung	

Für Patient 1: .... geb.: .... Verordnet von: ....Datum: ....
Bei Rückfragen: Tel. ....

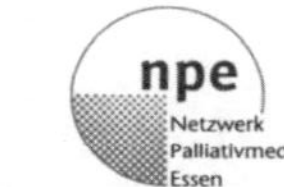

Schmerztherapieplan

Dauermedikation

Medikament	Uhrzeit 8 Uhr	.... Uhr	.... Uhr	20 Uhr	23 Uhr	.... Uhr	Gegen	Zeitraum
Palladon retard 8 mg	1			1			Schmerzen	Dauerhaft
Ibuprofen 800 retard	1			1			Schmerzen	Dauerhaft
Saroten 50 retard					1		Nervenschmerzen, Schlafstörung	Dauerhaft
							Übelkeit	
Laxoberaltropfen					10--15 Trpf.		Verstopfung	
Movicol					2 Beutel		Verstopfung	Dauerhaft

Zusätzlich bei

Schmerzen	1 Tbl. Palladon 2,6 mg (darf alle 4 h wiederholt werden)
Übelkeit	1 Vomex-Supp. (darf alle 6 h wiederholt werden)
Verstopfung	2 Dulcolax-Supp.
Schlafstörung	

Für Patient 2: .... geb.: .... Verordnet von: ....Datum: ....
Bei Rückfragen: Tel. ....

npe
Netzwerk Palliativmedizin Essen

Schmerztherapieplan

Dauermedikation

Medikament / Uhrzeit	7 Uhr	11 Uhr	15 Uhr	18 Uhr	23 Uhr	3 Uhr	Gegen	Zeitraum
Durogesic 75µg/h	Alle 72 h wechseln						Schmerzen	Dauerhaft
Novalgintropfen	30	30	30	30	30	30	Schmerzen	Dauerhaft
Tegretal 200	1 Tbl.		1 Tbl.		1 Tbl.		Nervenschmerzen	Dauerhaft
Remergil Sol Tabs 30					1 Tbl.		Angst	Dauerhaft
Movicol					2 Beutel		Verstopfung	Dauerhaft
Paspertintropfen	20 Trpf. vor den Mahlzeiten						Übelkeit	Dauerhaft

Zusätzlich bei

Schmerzen	32 Trpf. Morphin Merck 2% (darf alle 4 h wiederholt werden)
Übelkeit	1 Vomex-Supp. (darf alle 6 h wiederholt werden)
Verstopfung	2 Mikroklistiere
Schlafstörung	
Angstanfälle	1 Tavor Expedit 1 in die Wangenschleimhaut legen (maximal 2-mal täglich)

Für Patient 3: .... geb.: .... Verordnet von: ....Datum: ....
Bei Rückfragen: Tel. ....

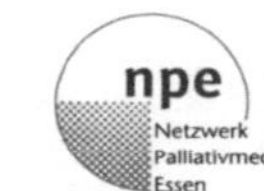

Schmerztherapieplan

Dauermedikation

Medikament	Uhrzeit 8 Uhr	12 Uhr	16 Uhr	20 Uhr	24 Uhr	.... Uhr	Gegen	Zeitraum
MST Mundipharma 100	1		1		1		Schmerzen	Dauerhaft
MST Mundipharma 60	1		1		–		Schmerzen	Dauerhaft
Novalgintbl.	1	1	1	1	2		Schmerzen	Dauerhaft
Haldoltropfen	5		5		5		Übelkeit	Tag 1--10
Laxoberaltropfen					10–15 Trpf.		Verstopfung	Dauerhaft
Movicol					2 Beutel		Verstopfung	Dauerhaft

Zusätzlich bei

Schmerzen	56 Trpf. Morphin Merck 2% (darf alle 4 h wiederholt werden)
Übelkeit	1 Vomex-Supp. (darf alle 6 h wiederholt werden)
Verstopfung	2 Dulcolax-Supp.
Schlafstörung	5 Trpf. Neurocil

Für Patient 4: .... geb.: .... Verordnet von: ....Datum: ....
Bei Rückfragen: Tel. ....

Beispiele für Symptomkontrollpläne

Patientenbeispiel ▶ S. 149

1) Bewusstseinsgetrübte Patientin mit Endstadium eines kleinzelligen Bronchialkarzinoms. Führend sind Luftnot und hierdurch getriggerte Angstattacken: Auf eine nasale Sauerstoffgabe wurde verzichtet, da sie die Dyspnoe nicht besserte, sondern noch eine zusätzliche Unruhequelle und Kommunikationsbarriere darstellte. Denkbarer Notfall war der akute Erstickungsfall infolge Tumorblutung. Die infundierten Volumen wurde mit dem Ziel, ein Nachlaufen des Pleura- und Perikardergusses zu verhindern, so bemessen, dass eine Exsikkose vermieden werden kann.

Patientenbeispiel ▶ S. 150

2) Junge Patientin mit exulzerierten kutanen Metastasen eines Mammakarzinoms mit begleitendem deutlichem Lymphödem. Keine weitere Fernmetastasierung. Neben neuropathischen Schmerzen leidet sie unter einem Pruritus im Wundbereich. Auslöser der antriebsmindernden Depression waren die vor Sobelingabe (antibiotisch subtherapeutische Dosis) erhebliche Geruchsbelästigung sowie das stark veränderte Körperbild einschließlich einer kosmetisch sehr unbefriedigenden Verbandstechnik (sozialer Rückzug, Isolierung). Hier konnten mit Unterstützung von Palliativpflegediensten gute Lösungen gefunden werden.

Symptomkontrollpläne

Verordnung zur Symptomkontrolle für: ......Patient 1........ geb.............................

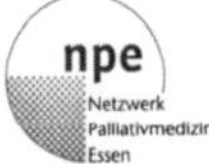

Basismedikation (dauerhaft)

Indikation	Medikament	Einzeldosis	Dosisintervall	Applikationsform
Schmerzen	Morphin	2 mg/h	Kontinuierlich	Über externe Pumpe s.c.
Schmerzen	Novalgin Supp.	1	Alle 4 h möglich	Rektal
Übelkeit	Haldol	1 mg/Tag	Kontinuierlich	In der Pumpenfüllung
Verstopfung	Laxoberalstropfen	20	Täglich	Oral, falls möglich
Luftnot	Morphin	2 mg	Alle 4 h	Bolusfunktion Pumpe
Angst	Tavor Expedit 1.0	1 mg	Alle 8 h	Sublingual
Vaginalmykose	Canesten Ovula	1	1 tgl.	Intravaginal

Zusatzmedikation

Indikation	Medikament	Einzeldosis	Applikationsform	Wiederholbar
Schmerzen	Morphin	2 mg	s.c. über Boluspumpe	15-minütlich
Übelkeit	Vomex-Supp.	1 Supp.	Rektal	6-stündlich
Verstopfung	Mikroklistiere	1–2	Rektal	Tgl
Atemnot	Morphin	2 mg	s.c. über Boluspumpe	15-minütlich
Unruhe/Angstanfall	Neurocil	1/2 Amp. (12,5 mg)	1:10 verdünnt s.c.	6–8-stündlich
Erstickungsanfall	Dormicum	5 mg	s.c.	Ggf. nach 15 min

Sonstiges

Lagerung	Häufige Lagewechsel, Oberkörper 35°-Hochlagerung
Blasen-DK	Muss nicht abgestöpselt werden
Ernährung	S.c.-Hydrierung mit initial 500 ml Ringer-Lösung über 6--8 h; ggf. bis auf 1000 ml steigern
Wundversorgung	Dekubiti über dem Steiß und dem rechten Trochanter mit Mepilex versorgen, Perineum mit Canesten-Creme
Mundpflege	Bei Mundatmung und Xerostomie optimierte Mund-, Lippen- und Nasenpflege, ggf. kleine gefrorene Obst- oder Saftstückchen lutschen lassen

Besondere Hinweise:
Weit fortgeschrittenes Tumorstadium: keine Indikation für tumorspezifische Therapien gegeben.
Patientenverfügung liegt dem Ehemann vor, der auch Person des Vertrauens ist. Wunsch der
Patientin ist eine optimierte Symptomkontrolle unter Verbleib in der häuslichen Umgebung.
Lebensverlängernde Maßnahmen werden von der Patientin abgelehnt.
Bei Rückfragen:
Krankenhaus: ....Hausarzt: ....Im Notfall: ....
Pflegedienst: ....Telefon: ....
Datum: ....Verordnet von: ....*ggf. Stempel:* ....

Verordnung zur Symptomkontrolle für: ......**Patient 2**........**geb**............................

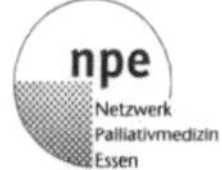

Basismedikation (dauerhaft)

Indikation	Medikament	Einzeldosis	Dosisintervall	Applikationsform
Schmerzen	Palladon	24 mg/h	8-stündlich	Oral
Schmerzen	Novalgintropfen	30	Alle 4 h möglich	Oral
Übelkeit	Haldol	5 Trpf.	8-stündlich	Oral
Verstopfung	Movicol	2 Beutel	Zur Nacht	Oral
Geruchsbildung	Sobelin	200	8-stündlich	Oral
Antriebslosigkeit, Trauer	Cipramil 20	1 Tbl.	Morgens	Oral
Attackenförmiger Schmerz	Neurontin 400	1 Tbl.	8-stündlich	Oral

Zusatzmedikation

Indikation	Medikament	Einzeldosis	Applikationsform	Wiederholbar
Schmerzen	Hydromorphontr.	12 mg	Oral	4-stündlich
Übelkeit	Vomex-Supp.	1 Supp.	Rektal	6-stündlich
Verstopfung	Mikroklistiere	1–2	Rektal	Täglich
Unruhe/Angstanfall	Tavor 2.5 Expedit	1/2 Tbl.	s.l.	Erstmals nach 15 min; max. 2 Tbl./Tag

Sonstiges

Lagerung	Häufige Lagewechsel, linker Oberarm 35° hoch lagern
Lymphdrainage	Vorsichtig versuchen, ggf. nur über thorakale Lymphbahnen
Wundversorgung (kutane Metastasen) tgl.	1 h vor Verbandswechsel Hydromorphontrpf., Wundreinigung mit Octinisept, Wundauflage je nach Beschaffenheit, Intrasite-Gel in die Taschen der Axilla, Comfeel auf die Flächen, bei leichten Blutungen Nasivin-Nasentrpf. aufträufeln

Besondere Hinweise:
Derzeit laufende Chemotherapie; kein Terminalstadium; Patientenverfügung liegt vor. Für den Fall
einer stärkeren Blutung oder anderer Komplikation (Zustand nach Lungenembolie) wünscht sich
die Patientin, dass alle zum Lebenserhalt notwendigen Maßnahmen ergriffen werden.
Bei Rückfragen:
Krankenhaus: ....Hausarzt: ....Im Notfall: ....
Pflegedienst: ....Telefon: ....
Datum: ....Verordnet von: ....*ggf. Stempel:* ....

Symptome der Haut/ Hautanhangsgebilde

Druckulkus/ Dekubitus

Ätiologie

Absterben von Haut und Subkutangewebe durch Kombinationen von:

A   Auflagedruck höher als kapillarer Perfusionsdruck (bei Immobilität und/oder Kachexie)
B   Scherkräfte (durch Rutschen, in Schräglage, auf gespannten Bettlaken)
C   Mangelnde Sauerstoffzufuhr bei Anämie, Hypoxie, Hypovolämie, arterieller Verschlusskrankheit, Fieber

Wundheilungsstörung durch
A–C sowie
D   Mangelzustände: Eiweiß, Spurenelemente
E   lokale Fibrinolysestörung
F   Bakterienwucherung in Fibrin und Nekrosemassen
G   Austrocknung des Ulkusgrunds

Diagnose

Klinisch	+++	Anamnese, Inspektion ▶ unten
Laborchemisch	++	BB, Entzündungsparameter, Eiweiß, Spurenelemente, Bakteriologie
Bildgebend	+	CT/MRI Nachweis von Osteomyelitis

Ulkusgrade (Tiefe)

I   geröteter Hautbezirk, nicht wegdrückbar
II   Defekte der Epidermis, Subkutangewebe nicht sichtbar
III Hautdefekt; darunter liegende Gewebe (bis hin zum Periost) sichtbar
IV   wie Grad III, mit Osteomyelitis

Ulkusstadien (Ausmaß der Wundheilungsstörung)

1   sauberes rotes Granulationsgewebe
2   Wunde belegt (Fibrin, Nekrose), Umgebung reizlos
3   Wunde belegt, Umgebung gerötet, geschwollen, überwärmt

Therapie-spezifisch

A–C   auch präventiv einsetzen!

A   Extrem weiche Matratze, regelmäßige Lagewechsel, Mobilisation, Spezialbett

B   Stabile spannungsfreie Lagerung

C   Transfusion, O_2-Substitution, Hydrierung, Antipyrese

D   Ernährungstherapie, bei Diabetes optimale Blutzuckereinstellung

E, F   Débridement: mittels proteolytischer Enzyme, mechanisch nach Aufweichen mit lidocainhaltiger Lösung, chirurgisch

G   Feuchte Verbandstechnik: Ringer-Lösung fördert Wucherung von Granulationsgewebe

A–G   In Einzelfällen rechtfertigt sich die Sanierung durch den plastischen Chirurgen

Therapie-symptomatisch

A, E, F   Ausreichende Schmerztherapie; zusätzliche Schmerzprophylaxe für Mobilisation, Verbandswechsel und Débridement

❯ **Merke**

Verheilen von Druckulzera braucht viele Wochen. Wenn die Prognose klar kürzer ist, muss Schmerzfreiheit das oberste Ziel sein und dem Patienten sind keine Beschränkugen aufzuerlegen.

Zusätzlich zur systemischen Schmerztherapie Ringer-Lösung im Verband mit Opioiden (ad 0,2 % Morphinlösung) und Carbostesin (0,25 %) versetzen.

Kutane Ulzera/oberflächlicher Zellzerfall

Ätiologie

A   Subkutane und kutane Tumormanifestation

B   Subakute Bestrahlungsreaktion v. a. der Inguinal-/Perinealregion

C   Paravasatfolge

D   Tumorzerfall in Nase, NNH, Vagina etc.

Diagnose

Klinisch	+++	Eindringtiefe, Blutungsgefahr, Fötor, Beläge, psychische Auswirkungen
Laborchemisch	+	bakterielle/mykotische Besiedlung der Wunde
Bildgebend	–	

Therapie – spezifisch

A Antiproliferative Therapien, Hyperthermie; experimentell: lokale Zytostatikaapplikation

C Sofort: Versuch mit spezifischen Antidots; Kühlen und Ruhigstellen der Extremität; bei Ulzeration frühzeitige chirurgische Sanierung, plastische Deckung in einer zweiten Sitzung (▶ Lehrbücher der Onkologie)

Therapie – symptomatisch

Anforderungen an Verbandsmaterial:
- sekretpermeabel, nicht haftend, bakterienundurchlässig;
- frei von toxischen oder allergisierenden Substanzen;
- thermisch isolierend bei Aufrechterhaltung von Feuchtigkeit;

Nicht sezernierende Wunden:
- Reinigung mit NaCl-Lösung,
- Abdecken mit Fettgaze;

Sezernierende infizierte Wunden:
- Hydrokolloide (geringe Sekretion);
- Kalziumalginate (starke Sekretion);
- Wunddébridement enzymatisch oder mechanisch;

Übel riechende Wunden ▶ »Geruchsbildung«:
- Kohleadsorbanzien (im Handel in vielen Wundauflagen),
- Metronidazol systemisch 500 mg 3-mal täglich,
- Metronidazol lokal oft erfolgreicher: Infusionslösung bzw. 0,8 % Lösung,
  - Höhlen und Fisteln spülen,
  - Ulzera und Vagina mit getränkter Gaze füllen,

- Lösung in Nasensprayfläschchen für Nase, NNH, tiefe Öffnungen; Weitere Formen (Creme, Ovula, Puder…) für lokale Metronidazolapplikation in einigen Ländern erhältlich;
- Clindamycin 300 mg/6 std
- Clindamycin als Creme lokal,
- Dextrane
- evtl. Débridement versuchen;

Blutende Wunden:
- hämostatisch wirkende Salben und Kompressen,
- bei flächenhaften Suggilationen auch Radiatio;

Schmerzhafter Verbandswechsel:
- 15 min vor Verbandswechsel kurz wirkendes Analgetikum;
- Aufweichen des Verbandes z. B. mit verdünnter H_2O_2-Lösung; Gaze tränken mit 0,2 % wässriger Morphinlsg. + 0,25 % Carbostesin

Geruchsbildung

Ätiologie

A   Anaerobe Besiedelung von Fibrin- und Nekrosebelägen bei oberflächlichem Tumorzerfall, in Wunden, Körperhöhlen, Kloaken
B   Darminhalt: Stuhlinkontinenz, Diarrhö, Kloaken, Fisteln, Stomata, Miserere
C   Urin: Inkontinenz, Fistel, Kloaken

Diagnose

Klinisch	+++	Anamnese: Patienten, Pflegende, Angehörige belästigt; Untersuchung: Riechen, Inspizieren
Laborchemisch	+	Bakteriologische Abklärung kann aus hygienischen Gründen nötig sein.
Bildgebend	–	

Therapie – spezifisch

A–C ▶ entsprechende Kapitel; außerdem:

A Clindamycin 150–300 mg alle 6 h, Clindamycin auch lokal wirksam
Metronidazol p.o./i.v. 500 mg 2- bis 3-mal tgl;
Metronidazol lokal oft erfolgreicher: Infusionslösung zur Spülung von
Höhlen und Fisteln, zum Gurgeln, in Nasensprayfläschchen abgefüllt für
Nase, Nasennebenhöhlen und andere tiefe Öffnungen
Metronidazolgetränkte Gaze in Ulzera und Kloaken; in manchen
Ländern ist Metronidazol als Puder, Creme, Gel oder Ovula verfügbar
für weitere lokale Applikationen
Cephalosporine als Ausweichsubstanzen

B Bei Inkontinenz, Pseudodiarrhö und Kolostomie ist 1-mal tgl. Stuhlentleerung anzustreben, evtl. Regelmäßigkeit mittels Klistieren erzwingen
(ähnlich einer Paraplegikerrehabilitation)

Therapie – symptomatisch

Geruchsdichte und möglichst geschlossene Systeme anstreben:

A Verbände mit Kohlefiltern

B Bei Miserere Entlastungssonde, ggf. PEG mit angeschlossenem Beutel

C Blasenkatheter

B, C Bei Inkontinenz und Kloaken: Inkontinenzhöschen besser als Einlagen (aber aufwändiger zu wechseln). Bei terminalen Patienten Einlagen
in mehreren Schichten, statt Wechsel jeweils nur die innerste heraus-
ziehen

▬ Kohlefilter in Beutel, Kohlekompretten zermörsert in Inkontinenzhöschen und Verbänden

▬ Alternativ auf übel riechende Oberflächen Aluminiumhydroxid auf-
tragen

▬ Verband-, Beutel- und Höschenwechsel in gut belüfteten Räumen,
nicht in bewohnten Zimmern (Krankenzimmer)

❯ **Merke**

»Übertönen« übler Gerüche mit anderen Düften (Aromatherapie ist große
Mode …) vermindert Belästigung kaum. Hingegen werden diese Düfte
irreversibel mit Erinnerungen an die Krankheitssituation assoziiert, was bei
Patienten »antizipatorische« Nausea auslösen bzw. überlebende Angehörige
großen Belastungen aussetzen kann.

Kloaken-/Fistelbildung

Ätiologie

A   Tumorzerfall
B   Bestrahlungsfolge
A+B   oft in Kombination

Häufige Lokalisationen

- HNO, ösotracheal, enterokutan, rektovaginal, rektovesikal
- Von jedem Hohlorgan zur Haut möglich

Fistelbildung ist oft voraussehbar: Patienten vorbereiten, über Symptome und therapeutische Möglichkeiten informieren, Maßnahmen für den Notfall planen. (▶ »Versorgung von Fisteln und Stomata«)

Diagnose

Klinisch	+++	Anamnese, Inspektion, Nachweis von Verbindungen zwischen Hohlräumen mit Methylenblau
Laborchemisch	+	Identifikation von Sekreten, Bakteriologie
Bildgebend	++	Fistelgänge mit KM darstellbar, CT, MRI, Endoskopie

Therapie – spezifisch

A, B   Selten chirurgische Sanierung, abdichtende Stents tracheal oder ösophageal, Fistelverschluss gelegentlich möglich durch Sekretreduktion:
- Octreotid (▶ »(Sub-)akuter (Sub-)Ileus«)
- Drainage mit Pigtailkatheter durch gesundes Gewebe
- Bestrahlung

Therapie – symptomatisch

- Sekret auffangen: Stomiebeutel, evtl. pädiatrisch, Ausstreifbeutel;
   ▶ »Versorgung von Fisteln und Stomata«

- Husten bei ösotrachealer Fistel ▶ »Husten«; zur Speichelreduktion
  ▶ »Terminales Rasseln«, sorgfältige Mundpflege; Ernährung über Magensonde, PEG oder PEJ
- Geruchskontrolle:
  - Kohlefilter in Verbänden und Stomiebeuteln
  - Metronidazol zur lokalen Reinigung und in Stomiebeutel
  - ▶ »Kutane Ulzera, oberflächlicher Zellzerfall«

Versorgung von Fisteln und Stomata

Vorbereitung des Patienten

- Vor Anlage einer Stomie Bedenken und Ängste ernst nehmen, realistische Perspektiven für das Leben mit Stoma aufzeigen. Wo möglich, frühzeitig Kontakt zu spezialisierter Fachperson vermitteln.
- Bei Risiko einer Fistelbildung Patienten auf das Auftreten von Symptomen aufmerksam machen und Verhaltensregeln für den Notfall erklären, z. B.:
  - Ösotracheale Fistel – Husten – Stopp Essen und Trinken
  - Rektovaginale Fistel – unkontrollierter Stuhlabgang – Hygieneprodukte bereithalten
  - enterokutane Fistel – Austreten von Sekreten – Stomabeutel bereithalten

Lage des Stomas

- Optimal: 10 × 10 cm ebene Haut, die in jeder Stellung faltenfrei bleibt
- Wichtig: Erreichbarkeit mit beiden Händen und Sichtbarkeit bedeuten Selbständigkeit
- Bei fortgeschrittener Erkrankung (z. B. nach mehreren Laparotomien) Lage des Stomas oft nicht wählbar

Material zur Stomaversorgung

Anforderungen

- Dichtigkeit gegen Gerüche und Flüssigkeiten
- Hautverträglichkeit
- Reservoirfunktion (sofern nicht durch Stoma gewährleistet)
- Einfache Handhabung

Beutel

- Geschlossene Beutel müssen vollständig gewechselt werden. Sie sollten nur verwendet werden, wenn die Darmentleerungen selten sind und gute Bedingungen für den Wechselvorgang herrschen.
- Ausstreifbeutel können wiederholt geleert und mehrere Tage belassen werden. Sie sind bei häufigen, unregelmäßigen Darmentleerungen und bei mobilen Patienten (Reisen, Arbeit) indiziert.
- Anstelle von Beuteln können bei intermittierender Darmentleerung (nur Kolostomie) Stomakappen mit oder ohne Stöpsel das Stoma abdecken.
- Urostomiebeutel besitzen eine Rücklaufsperre zur Verhinderung aufsteigender Infekte. Werden sie nachts an einen größeren Beutel angeschlossen, sind nächtliche Manipulationen unnötig. Gut geeignet für dauerhafte Aszitesableitungen.

Fixierung

- Stomiebeutel mit eigenen Klebeflächen:
  - Fest integrierte Klebefläche, deren Lochöffnung gemäß Form und Größe des Stomas zugeschnitten werden kann
  - Integrierte Klebefläche mit Abdichtring, Lochgröße vorgegeben
  - Kragenklebefläche zur Anpassung an unebene Stomaumgebung, Lochgröße vorgegeben
- Aufsteckbare Stomiebeutel, die auf eine Klebeplatte gedrückt werden; dadurch wird die Haut bei häufigem Beutelwechsel wenig belastet
- Gürtelgehaltene Beutel sind einfache Säckchen, die durch einen Andruckring an einen Gürtel gesteckt werden; das System ist nicht geruchsdicht und kann sich verschieben; nur für fremdversorgte, bettlägerige Patienten geeignet.

Haftstoffe

Ringe, Platten und Pasten aus Karaya oder synthetischem Material (weniger allergen!) binden Feuchtigkeit und sind modellierbar. Sie erlauben, Unebenheiten der Stomaumgebung auszugleichen und die Dichtigkeit zu verbessern. Puder aus Karaya bindet die Feuchtigkeit nässender Hautpartien und fördert die Auflösung oberflächlicher Schleimhautnekrosen.

Handhabung

Eine spezialisierte Fachperson (Stomaschwester) sollte zugezogen werden für

- die Beurteilung von Haut, Stoma, Machbarkeit für den Patienten, Umgebungsfaktoren,
- die Wahl des am besten geeigneten Versorgungsmaterials,
- die Schulung von Patienten, pflegenden Angehörigen und Pflegediensten,
- die Neubeurteilung bei Auftreten von Problemen.

Chirurgische Komplikationen

Kurzfristig postoperative Komplikationen ▶ chirurgische Fachliteratur.

A   Nekrosen
B   Innere Hernie
C   Fisteln
D   Zu große Inzision mit narbiger Vertiefung neben dem Stoma
E   Siphonbildung

Therapie – spezifisch

A–D   Reoperation im Prinzip erforderlich

❯ **Merke**

Die getroffenen Maßnahmen müssen angesichts der Prognose verhältnismäßig sein, die Zeit der Erholung und Rehabilitation nach Reoperationen darf nicht unterschätzt werden. Die Intervention kann außerdem technisch sehr schwierig sein mit unbefriedigendem Resultat. Im Einzelfall kann auf die Intervention verzichtet und eine entsprechend aufwändigere Versorgung organisiert werden. Ziel muss die bestmögliche Lebensqualität in der verbleibenden Zeit sein.

Therapie – symptomatisch

A   Bei ausgedehnter bzw. in die Tiefe reichender Nekrose erfordert die konservative Behandlung die Kontrolle von Schmerzen, Fieber, Gerüchen und allenfalls paralytischem Ileus. ▶ entsprechende Kapitel
B   Konservative Behandlung eines Ileus ▶ »Nichtoperabler Ileus«
C, D   Saubere, abdichtende Versorgung oft nicht möglich. Bei sehr beschränkter Prognose darf in der konservativen Stomaversorgung kein Aufwand gescheut werden. Kompromisse sollen gemacht werden um den Patienten noch Ausflüge, soziale Kontakte usw. zu ermöglichen.
E   Lokale und systemische antiinfektiöse Maßnahmen, Antiflatulanzien

Hautkomplikationen

A   Hautirritation enzymatisch/chemisch (Verdauungsfermente bei Ileostomie)

B   Hautirritation mechanisch (a: zu häufiger Wechsel, b: Stoma unterhalb Hautniveau)

C   Hautirritation allergisch (Klebstoff bzw. Beutel)

D   Follikulitis

E   Pseudoepitheliale Hyperplasie, aufgequollene Haut am Übergang zur Schleimhaut

F   Mykose

Therapie – spezifisch

A   Versorgung optimieren, häufiger wechseln

B   a: aufsteckbare Beutel und/oder Ausstreifbeutel, b: Kragenbeutel oder andere konvexe Systeme verwenden

C   Produktwechsel bzw. Baumwollhülle

D   Vorbeugend regelmäßige Haarentfernung mit Elektrorasierer; vorübergehend Hautschutzplatte verwenden

E   Regelmäßige Beutelwechsel, präzise Anpassung der Beutelöffnung, Hautschutzpaste parastomal

F   Lokale und evtl. systemische antimykotische Therapie, Schulung zur Verbesserung der Stomahygiene

Therapie – symptomatisch

A–F   ▶ »Pruritus«, »Schmerzen« usw.

Stomaimmanente Komplikationen

A   Hernie

B   Prolaps

C   Stenose

D   Retraktion

E   Peristomale Unebenheiten

F   Tumoren am Stoma

Therapie – spezifisch

A   Prophylaktisch: Tragen einer Leibbinde. Bei großer symptomatischer Hernie Reoperation

B   Reoperation

C   Relative Stenosen bougieren, bei absoluter Stenose reoperieren

D   Neuimplantation des Stomas

F   Resektion des Tumors und Reimplantation des Stomas an anderer Stelle, allenfalls palliative Resektion oder Bestrahlung

Therapie – symptomatisch

A   Tragen einer Leibbinde

B, D, E, F   Versorgung wird schwierig, optimieren mittels flexibler Kontaktflächen, Pasten zum Hautschutz und zum Ausgleich von Unebenheiten, Andruckgürteln zur Verbesserung der Dichtigkeit

C   Bis zum Bougieren mit Laxanzien für Durchgängigkeit sorgen. Bei inoperabler absoluter Stenose ▶ »Nichtoperabler Ileus«

Psychosoziale Unterstützung

- *Selbständigkeit:* Verschiedene Faktoren bestimmen das Ausmaß der Selbständigkeit, die ein Patient mit einer Stomie erreichen wird:
  - Art der Stomie (Urostoma, Ileostoma …),
  - Lage der Stomie (Erreichbarkeit mit beiden Händen),
  - direkte Umgebung der Stomie (Unebenheiten, Falten, Narben),
  - kognitive und motorische Fähigkeiten des Patienten.
- *Partnerschaft:* Patienten wie ihre Partner hegen Bedenken und Befürchtungen gegenüber Stomien. Um ein entspanntes Verhältnis dazu zu entwickeln, sind Erfolgserlebnisse im Umgang mit der Stomie und gute Erfahrungen mit dem Versorgungsmaterial wesentlich.
- *Isolation:* Wenn das Stoma Gerüche oder Geräusche verursacht, werden soziale Aktivität und bestimmte berufliche Tätigkeiten eingeschränkt. Maßnahmen sind die optimale Versorgung sowie Ermutigung zur schrittweisen Reintegration bis hin zu verhaltenspsychologischen Maßnahmen.
- *Beratung:* Patienten sollten Zugang zu einer spezialisierten Fachperson haben; diese wird zu einer wichtigen Bezugsperson, weshalb Kontinuität wichtig ist.

Pruritus

Ätiologie

A   Hauttrockenheit, Neurodermitis
B   Eisenmangel (*nicht* Tumoranämie!)
C   Parasiten, Würmer
D   Cholostase (tumorös, medikamentös)
E   Urämie
F   Opioide
G   Psychogen
H   B-Symptom bei Lymphomen, Karzinoid und anderen Karzinomen
I   Allergisch-toxisch

Diagnose

Klinisch	++	Ikterus, Dermatosen
Laborchemisch	+	Stuhl auf Wurmeier, Bilirubin, Fe^+, Kreatinin, Harnstoff
Bildgebend	–	

Therapie – spezifisch

A   Ölbäder, gekühlte Ungentum leniens
B   Fe-Substitution (Bei Blutverlusten ggf. großzügig substituieren!)
C   Anthelminthika
D   Cholestyramin, (Rifampicin); Colestipol
E   Erythropoetin und Naloxon (experimentell)
F   Bei Persistenz über mehrere Tage Wechsel des Opioids
G   Psychologische Intervention, u. U. farbiges Bettzeug
H   Antiproliferative Therapie, im Intervall Prednison
I   Ursächliche Pharmaka absetzen/ersetzen

Therapie – symptomatisch

A–H   Antihistamine: z. B. Hydroxyzine ED 12–25 mg/12 h, Cyproheptadin
ED 4 mg/8 h;

Phenothiazine: Promethazin ED 25 mg/12 h;
bei sedierenden Substanzen abends höher dosieren;
bei Therapieresistenz: Methyltestosteron, Cimetidin
experimentell: Paroxetin

Ödeme

Klinik/Ätiologie

A   Lymphödeme postoperativ, postradiogen, metastatisch
B   Venöse Kompression durch Tumoren
C   Venöse Obstruktion durch Thrombose und/oder Tumorpfropf
D   Kompression der V. cava inferior durch Aszites, Hepatomegalie
E   Eiweißmangel
F   Herz- und Niereninsuffizienz
G   Allergisch-toxisch

Diagnose

Klinisch	++	Anamnese: Entstehungsgeschwindigkeit, Behinderungsgrad; Status: Konsistenz, Lageabhängigkeit
Laborchemisch	++	Albumin, Kreatinin, Elektrolyte
Bildgebend	++	Sonographie/CT: Beurteilung Leberpforte, Retroperitoneum, Aszites (▶ »Aszites«), Gefäßdopplersonographie, Phlebographie, Lymphographie

Therapie – spezifisch

A   Manuelle Lymphdrainage; individuell angepasste Kompressions-
strümpfe, Kompressionsverband, auf optimale prothetische Versorgung
(z. B. nach Ablatio mammae) achten
B   Neu aufgetretene Tumorkompression, v. a. der V. cava superior: sofort
Dexamethason 4 mg p.o./s.c. 4-mal tgl., dann Tumortherapie;

bei Kompression der V. cava inferior: Abdomenbestrahlung oft zu neben-wirkungsreich; chronische Kompression: elastische Strümpfe; vorsichtige Diuretikatherapie, Spironolacton TD 200–800 mg

C Thrombosebehandlung: anderweitige Blutungsgefahr berücksichtigen; Emboliegefahr: ▶ »Dyspnoe«; Thromboseprophylaxe mit niedrig dosiertem oder niedermolekularem Heparin oder Kumarin je nach anderweitiger Blutungsgefahr; kein absoluter Schutz

D Aszitespunktion: ▶ »Aszites«

E Substitution führt nur zu unvollständiger und kurz dauernder Besserung. Alimentäre Proteinsubstitution ist der Infusionstherapie vorzuziehen.

F, G Behandlung ▶ entsprechende Fachliteratur

> **Merke**
>
> Aszites und Ödeme sind der renalen Elimination schwer zugänglich. Diuretika mobilisieren sie schlecht, insbesondere bei Eiweißmangel können sie zu Hypovolämie führen. Niemals die Hirn- und Nierenfunktion einem kosmetischen Ziel opfern!

Allgemeinsymptome

Singultus

Ätiologie

A Reizung des N. vagus: Gastritis, Ösophagusobstruktion, Pneumonie, subphrenischer Abszess, Pankreatitis, Cholektasie, Peritonitis, abdomineller Tumor

B Reizung des N. phrenicus: subphrenische Abszesse, Mediastinal- und Halstumor

C Zentralnervöse Genese: Enzephalitis, Meningitis, Hirnstammläsion, Hirnmetastasen, Alkohol, Urämie, psychogen

Diagnose

Klinisch	++	Körperliche Untersuchung
Laborchemisch	+	Kreatinin, Blutbild, Amylase
Bildgebend	+	Thoraxdurchleuchtung, Abdomensonographie

Therapie – spezifisch

A – C Versuch der Ursachenbeseitigung, da das Symptom sehr hartnäckig ist

C Versuch mit Antikonvulsiva

Therapie – symptomatisch

A–C sofort: Stimulation des Pharynx mit weichen Sonden für 1 min; dauerhaft: Baclofen 5–10 mg/12 h (1. Wahl); Chlorpromazin 10–20 mg/alle 6–8 h; Nifedipin 10–20 mg/8 h

Blutungen

Ätiologie

A   Tumoröse oder strahlenbedingte Haut- oder Mukosaläsionen

B   Dekubitalulzera

C   Gefäßarrosion durch Tumor: retroperitoneal, zerebral, in Hohlorgane, nach außen

D   Gerinnungsstörungen: Thrombopenie, Thrombopathie, Antikoagulation, disseminierte intravasale Gerinnung (DIC)

Diagnose

Klinisch	+++	Sichtbares Blut, Suffusionen, Hämatome, Blässe, Schockzeichen, Schmerzen: lokalisiert und/oder diffus, muskuloskeletal, paralytischer Ileus, neurologische Ausfallserscheinungen
Laborchemisch	+	HB, HK, Thc, Gerinnung, Fibrinogenspaltprodukte
Bildgebend	+	Abdomensonographie/-CT zum Nachweis von Retroperitoneal-/Psoasblutung, Cranio-CT

Therapie – spezifisch

A–D   **Stopp:** Thrombozytenaggregationshemmer/Antikoagulation/NSAR (Beachtung der unterschiedlichen Dauer der aggregationshemmenden Wirkung durch einzelne Substanzen), wo nötig substituieren: Thrombozyten, Gerinnungsfaktoren, Vitamin K; Fibrinolysehemmung mit Tranexamsäure i.v.; hämodynamische Unterstützung

A–C   Bestrahlung, oft kleine Dosis genügend; Kauterisieren/Laserbehandlung umschriebener Blutungsquellen; zuführende Arterien chirurgisch unterbinden, embolisieren

A, B   Druckverbände bzw. Tamponieren von Hohlräumen (Nase, Vagina); lokale Hämostyptika wie Kalziumalginatwatte, Oxyzellulose, mit Phenylephrin getränkte Verbandgaze

C   ■ Oberflächlich: Versuch mit lokal adstringierenden Nasentropfen bei punktuellenBlutungen oder Aufbringen einer verdünnten (!) Adrenalinlsg. (1 Amp. Suprarenin auf 10 ml NaCl)
     ■ Gastrointestinal: je nach Prognose klassische (oft aufwändige) Abklärung und Behandlung, Omeprazol 20 mg p.o. 2-mal oder 40 mg i.v., Ranitidin 300 mg p.o./i.v.

D   Ursächliche Behandlung der DIC, oft antineoplastische Therapie

Therapie – symptomatisch

■ Bei Schmerzen und Dyspnoe: Opioiddosis anpassen; dabei der Vasodilatation entsprechend Volumen korrigieren;

■ ► auch »Dyspnoe«;

■ sichtbare Blutungen: dunkelrote oder grüne Bettücher maskieren Blutflecken(!);

■ Austreten von Blut verhindern: Antiemese (► »Übelkeit/Erbrechen«), Antitussin (► »Husten«); hingegen ist Meläna oft subjektiv nicht störend, ► »Diarrhö«

Bei massiven sichtbaren Blutungen amnesierend-anxiolytisch

■ 30 % der 24-h-Opioiddosis (oder 10 mg Morphin bei opioidnaiven Patienten) mit Scopolamin 0,5 mg s.c. pektoral (periphere Zirkulation nimmt rasch ab) in derselben Spritze,

■ Lorazepam 2 mg s.l., Lorazepam 0,05 mg/kg KG i.v. oder Midazolam s.c.-Infusion 1 mg/h; Infusionsgeschwindigkeit bis zum gewünschten Effekt erhöhen; Karotidenarrosion: Tod in 2–3 min ... beruhigende Präsenz

---

Schwitzen

Ätiologie

A   Chronische Infektion
B   Medikamente
C   Psychischer Stress (► »Angst/Panik«)
D   Intermittierendes Tumorfieber, B-Symptom

E   Hormonablative Therapie (operativ, medikamentös, radiogen), spontane Menopause

Diagnose

Klinisch	+++	Anamnese, Fremdanamnese, Infektzeichen
Laborchemisch	++	Leukozytenverteilung, Akutphasenproteine, Bakteriologie, Tumormarker
Bildgebend	++	Tumorstaging, CT und Sonographie zur Infektlokalisation

Therapie – spezifisch

A   Antibiotika, Abszessdrainage
B   Absetzen/Wechsel der verantwortlichen Substanz (Opioidwechsel
     ▶ »Schmerzen«)
C   Gesprächs- und Kunsttherapie; Propanolol 1– bis 2-mal 5 mg p.o.
D   Tumortherapie
E   Falls Erkrankung es zulässt, Substitutionstherapie

Therapie – symptomatisch

A, D   Antipyretische Analgetika, z. B. Metamizol, Paracetamol, COX-II-Hemmer, NSAR; lokal kühlende Maßnahmen
B, D   Dexamethason 2–4 mg/alle 8–12 h
A–E   Pflegerische Maßnahmen wie häufiges Waschen, Wechseln der Bettwäsche, leichte Kleidung, Ventilator, Verhüten von Hautmazeration

Der oft empfohlene Salbeiextrakt ist unangenehm und nur selten wirksam.

Anhang

A. Instrumente der Schmerz- und Symptommessung

Allgemeine Hinweise

Sowohl der Schmerz als auch die meisten anderen geäußerten Beschwerden einer Tumorerkrankung sind
- nur durch die Mitteilung des Patienten messbar,
- in ihrer Intensität und subjektiven Bedeutung nur durch den Patienten selbst beurteilbar,
- Resultate biologischer, psychischer und sozialer Einflussfaktoren,
- sowohl in ihrer Intensität als auch in ihrer subjektiven Bedeutung oft wenig konstant.

Schmerz- und Symptommessung werden
- möglichst anhand standardisierter Methoden (validierte Messskalen oder Fragebögen, standardisierte Interviews) durchgeführt,
- vor Beginn einer Therapie zur Festlegung der Ziele und im weiteren Verlauf zur Kontrolle von Effektivität und Toxizität vorgenommen,
- möglichst durch den Patienten selbst durchgeführt (eine Fremdanamnese ist nur in besonderen Ausnahmefällen sinnvoll),
- in ihrem Umfang der aktuellen klinischen Situation angepasst (z. B. sind mehrseitige Fragebögen in der Terminalphase eher ungeeignet).

> **Merke**
> - Schmerz ist oft nur eines von vielen verschiedenen Symptomen (Erfassung des Gesamtbeschwerdebildes!).
> - Fast alle Symptome sind multikausal und multifaktoriell (Verwendung mehrdimensionaler Instrumente bevorzugen!).
> - Therapieentscheidend ist nicht die Intensität, sondern vielmehr die subjektiv empfundene Beeinträchtigung der Lebensqualität (Patientenwunsch!).

Eindimensionale Instrumente zur Symptomerfassung

Verbale Ratingskala (VRS). Verbale Ratingskalen sind 4- oder 6-stufige Instrumente zur Erfassung der Intensität eines Symptoms. Sie eignen sich für die Alltagsarbeit, da keine Hilfsinstrumente benötigt werden.

Beispiel: Kein – mäßig – stark – stärkst vorstellbar

Numerische Ratingskala (NRS). Numerische Ratingskalen (NRS) zeichnen sich durch gleichen Abstand zwischen den verschiedenen Intensitätsmesspunkten aus. Ausgangspunkt ist in der Regel die 0 (kein) und Endpunkt die 10 (stärkst vorstellbar). Sie eignen sich sowohl als Alltags- (auch ohne Hilfsmittel anwendbar, einfach verstehbar) als auch als Forschungsinstrument (gute biometrische Auswertbarkeit).

Beispiel:

0	1	2	3	4	5	6	7	8	9	10
Kein										*stärkst vorstellbar*

Visuelle Analogskala. Visuelle Analogskalen messen die Intensität eines Symptoms kontinuierlich, indem auf einer 10 cm langen Geraden der Abstand vom Ausgangs- bis zu dem vom Patienten markierten Intensitätspunkt gemessen wird. Häufiger in der Forschung als im Alltag angewandt, da Hilfsinstrumente und ausreichende Verstehensmöglichkeit beim Patienten erforderlich sind.

10 cm

Kein   *stärkst vorstellbar*

> **Merke**
> - Eindimensionale Messmethoden spiegeln nur die vom individuellen Patienten wahrgenommene Intensität wieder. Sie liefern keine reproduzierbaren, zum interindividuellen Vergleich geeigneten Ergebnisse wie z. B. chemische Analysen.
> - Die mit verschiedenen Messinstrumenten ermittelten Werte lassen sich annähernd vergleichen.

Methoden der Erfassung der schmerzbedingten Beeinträchtigung

- Wichtig, da so eine Prioritätensetzung innerhalb der Therapieziele möglich wird
- Beispiel: der BPI (»Brief Pain Inventory«) erfragt schmerzbedingte Beeinträchtigung in 7 Lebensbereichen (▶ unten)

- Fragebögen zur Lebensqualität können sich beziehen auf: spezielle Erkrankungssituationen (z. B. EORTC-Fragebogen) oder verschiedene Patientenpopulationen (z. B. geheilte Teratokarzinompatienten)

Methoden zur Symptommessung

- Kein allgemein anerkanntes singuläres Instrument im deutschsprachigen Raum; oft Bestandteil von Lebensqualitäts- und/oder Toxizitätsfragebögen im Rahmen von Therapiestudien
- Fazit: Erfassung und Dokumentation der Hauptbeschwerden einer Tumorerkrankung ist für jeden Patienten zwingend notwendig; ggf. muss gezielt nachgefragt werden, da oft spontane Äußerungen des Patienten aus vielerlei Gründen unterbleiben
- Beispiel eines Symptomfragebogens für onkologische Patienten ▶ S. 178
- Beispiel eines Patiententagebuches ▶ S. 179
- Kurzfragebogen Schmerz (Brief Pain Inventory, BPI) ▶ S. 180–181
- Minimentalstatus MMS ▶ S. 182–183
- Hospital Anxiety and Depression Scale HADS ▶ S. 184–186

Symptomfragebogen für onkologische Patienten

Patientenaufkleber

Essen, den ....

Liebe Patientin, Lieber Patient,

für Ihre weitere Behandlung ist es wichtig, dass der behandelnde Arzt / die behandelnde Ärztin Ihre Beschwerden genau kennt. Von daher möchten wir Sie bitten, die nachfolgenden Fragen zu beantworten.

Bitte beschreiben Sie Ihr Befinden in den letzten <u>zwei Tagen</u>. Kreuzen Sie hierzu in der Tabelle das Feld an, dass der Stärke des aufgeführten Symptoms am ehesten entspricht. Dies gilt auch für den Fall, dass Sie bereits Medikamente gegen die genannten Beschwerden einnehmen.

	Keine	Leicht	Mittel	Stark
durchschnittliche Schmerzen				
Schmerzmaximum				
Müdigkeit				
Übelkeit				
Erbrechen				
Verstopfung				
Durchfall				
Unruhe / Angst				
Luftnot				
Schwäche				
Sonstiges (bitte nennen)				

Bitte kreuzen Sie an, welche der genannten Medikamente Sie **bereits erhalten.**

☐ Medikamente gegen Schmerzen

☐ Medikamente gegen Übelkeit

☐ Medikamente gegen Unruhe oder Schlaflosigkeit

☐ Medikamente gegen Traurigkeit

☐ Medikamente gegen Verstopfung

Vielen Dank für Ihre Mithilfe!

Hilfe benötigt zum Ausfüllen: ☐ ja   ☐ nein   Fremdeinschätzung: ☐ ja

Patiententagebuch für: ....

Tagebuch vom .... bis ....

npe
Netzwerk
Palliativmedizin
Essen

Lieber Patient, liebe Patientin,

bitte führen Sie in den nächsten Tagen dieses Symptomtagebuch. Sie helfen damit Ihrem Arzt, die für Sie beste Dosierung und Zusammensetzung der Medikamente zu finden. Tragen Sie dazu die Stärke Ihrer Beschwerden am jeweiligen Tag morgens, mittags, abends und nachts ein, falls Sie aufwachen. Sie können dazu die Zahlen 0–10 benutzen.

Beispiele für die Bedeutung der Zahlen 0–10:

Wenn eines der aufgeführten Symptome bei Ihnen nicht vorhanden ist, tragen Sie bitte eine 0 ein. Ist ein Symptom in der für Sie am stärksten vorstellbaren Intensität vorhanden, so entspricht dieses der Zahl 10. Die Zahl 4 signalisiert, dass die Therapie dieses Symptoms verbessert werden sollte. Leiden Sie deutlich unter dem genannten Symptom, so würde dieses vielleicht den Zahlen 6, 7 oder 8 entsprechen.

Datum: ....

	Morgen	Mittag	Abend	Nacht	Zusatzmedikation benötigt
Schmerzen					◯ nein ◯ ja .... mal
Verstopfung					◯ nein ◯ ja .... mal
Erbrechen					◯ nein ◯ ja .... mal
Übelkeit					◯ nein ◯ ja .... mal
Müdigkeit					
Juckreiz					

Mein Nachtschlaf war   ◯ gut oder ausreichend
◯ schlecht wegen Schmerzen
◯ schlecht aus anderen Gründen

Hat sich der Schmerzcharakter verändert?   ◯ nein   ◯ ja

Sind neue Beschwerden aufgetreten?   ◯ nein   ◯ ja

Wenn ja, welche? ...., ..., ...

Ich konnte heute meine Medikamente nach Plan einnehmen:
◯ ja   ◯ nein

Falls nein, bitte nennen Sie die Abweichungen:

....

Kurzfragebogen Schmerz

Englische Originalversion erarbeitet durch Pain Research Group - Department of Neurology - University of Wisconsin-Madison Medical School

Datum:
Zeit:

Nachname:
Vorname:

Geburtsdatum:
Geschlecht: ☐ weiblich ☐ männlich

1 Die meisten von uns haben von Zeit zu Zeit Schmerzen (z.B. Kopfschmerzen, Zahnschmerzen, bei Verstauchung). Hatten Sie in der <u>letzten Woche andere</u> als diese Alltagsschmerzen?

① ☐ ja ② ☐ nein

Heute: ① ☐ ja ② ☐ nein

FALLS SIE DIE LETZTE FRAGE MIT <u>JA</u> BEANTWORTET HABEN, GEHEN SIE WEITER ZU FRAGE 2 UND BEENDEN SIE DIESEN FRAGEBOGEN.
FALLS SIE MIT <u>NEIN</u> GEANTWORTET HABEN, SIND SIE MIT DIESEM FRAGEBOGEN FERTIG. DANKE.

2 Bitte schraffieren Sie in nachstehender Zeichnung die Gebiete, in denen Sie Schmerzen haben. Markieren Sie mit "x" die Stelle, die Sie am meisten schmerzt:

3 Kreisen Sie die Zahl ein, die Ihre <u>stärksten</u> Schmerzen in der letzten Woche am besten beschreibt:

0	1	2	3	4	5	6	7	8	9	10

kein Schmerz — stärkste vorstellbare Schmerzen

4 Kreisen Sie die Zahl ein, die Ihre <u>geringsten</u> Schmerzen in der letzten Woche angibt:

0	1	2	3	4	5	6	7	8	9	10

kein Schmerz — stärkste vorstellbare Schmerzen

5 Kreisen Sie die Zahl ein, die Ihre <u>durchschnittlichen</u> Schmerzen angibt:

0	1	2	3	4	5	6	7	8	9	10

kein Schmerz — — — — — — — — — — stärkste vorstellbare Schmerzen

6 Kreisen Sie die Zahl ein, die aussagt, welche Schmerzen Sie <u>in diesem Moment</u> haben:

0	1	2	3	4	5	6	7	8	9	10

kein Schmerz — — — — — — — — — — stärkste vorstellbare Schmerzen

7 Welche Behandlungen oder Medikamente erhalten Sie gegen Ihre Schmerzen?

____

____

8 Bitte denken Sie an die vergangenen 24 Stunden. Wieviel Schmerzlinderung haben Sie durch Behandlungen oder Medikamente erfahren? Bitte kreisen Sie die Prozentzahl ein, die am besten die Schmerzlinderung beschreibt:

0	1	2	3	4	5	6	7	8	9	10

keine Linderung — — — — — — — — — — vollständige Linderung

9 Bitte kreisen Sie die Zahl ein, die angibt, wie stark Ihre Schmerzen Sie in den vergangenen 24 Stunden beeinträchtigt haben:

A Allgemeine Aktivität

0	1	2	3	4	5	6	7	8	9	10

keine Beeinträchtigung — — — — — — — — — — stärkste Beeinträchtigung

B Stimmung

0	1	2	3	4	5	6	7	8	9	10

keine Beeinträchtigung — — — — — — — — — — stärkste Beeinträchtigung

C Gehvermögen

0	1	2	3	4	5	6	7	8	9	10

keine Beeinträchtigung — — — — — — — — — — stärkste Beeinträchtigung

D Normale Arbeit (sowohl außerhalb und Haushalt), Belastbarkeit

0	1	2	3	4	5	6	7	8	9	10

keine Beeinträchtigung — — — — — — — — — — stärkste Beeinträchtigung

E Beziehung zu anderen Menschen

0	1	2	3	4	5	6	7	8	9	10

keine Beeinträchtigung — — — — — — — — — — stärkste Beeinträchtigung

F Schlaf

0	1	2	3	4	5	6	7	8	9	10

keine Beeinträchtigung — — — — — — — — — — stärkste Beeinträchtigung

G Lebensfreude

0	1	2	3	4	5	6	7	8	9	10

keine Beeinträchtigung — — — — — — — — — — stärkste Beeinträchtigung

Mini-Mentalstatus   Testdatum: ....

Patient: .... geb. am ....

Der Untersucher bittet den Patienten, nachfolgende Fragen zu beantworten bzw. den gestellten Aufforderungen Folge zu leisten.

Orientierung: (pro richtige Antwort 1 Punkt)

Welches Jahr haben wir jetzt?   ...

Welche Jahreszeit ist jetzt?   ...

Welches Datum ist heute?   ...

Welcher Wochentag ist heute?   ...

Welchen Monat haben wir jetzt?   ...

In welchem Bundesland wohnen Sie?   ...

In welchem Staat wohnen Sie?   ...

In welcher Stadt wohnen Sie?   ...

In welchem Krankenhaus werden Sie derzeit behandelt?   ...

In welchem Stock befinden wir uns jetzt?   ...

Merkfähigkeit: (maximal 3 Punkte)   .... Punkte

Der Patient wird gebeten, 3 vorgesprochene 2-silbige Wörter in richtiger Reihenfolge zu wiederholen. Pro falschem Versuch wird ein Punkt abgezogen, d. h. ≥ 3 Versuche 0 Punkte.

Aufmerksamkeit und Rechenfähigkeit: (maximal 5 Punkte)   .... Punkte

Von der Zahl 100 müssen 5-mal jeweils 7 subtrahiert werden. Pro richtiger Rechenschritt 1 Punkt.

Gedächtnis: (maximal 3 Punkte)   .... Punkte

Die oben genannten 3 Wörter sollen wiederholt werden. Pro richtiges Wort 1 Punkt.

Sprache: (maximal 8 Punkte) .... Punkte

- Zwei Gegenstände benennen, pro richtige Nennung: 1 Punkt ...
- Nachsprechen eines einfachen Satzes: 1 Punkt ...
- Dreischrittiges Kommando befolgen: pro Schritt 1 Punkt ...

  (Beispiel: Nehmen Sie ein Blatt, falten Sie es in der Mitte und legen Sie es auf den Boden)

- Lesen und Ausführen eines Befehls (s. unten): 1 Punkt ...
- Schreiben eines vollständigen Satzes: 1 Punkt ...

Kopieren: (1 Punkt) .... Punkte

Nachzeichnen einer sich überschneidenden 5-eckigen Figur (s. unten)

Gesamtpunktzahl .... Punkte

Schließen Sie bitte die Augen!

Zeichnen Sie bitte diese Figur nach!

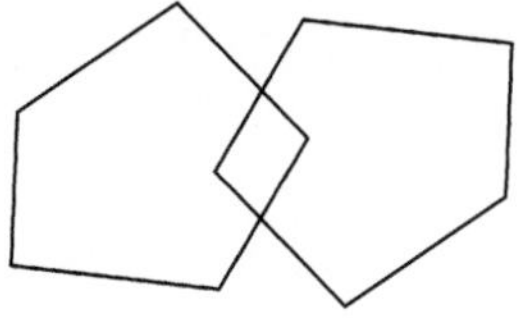

Hospital Anxiety and Depression Scale
(validierter Fragebogen zur Erfassung von Angst und Depression; Vorteil: relativ unabhängig von körperlichen Symptomen)

Beantworten Sie bitte jede Frage so, wie es für Sie persönlich in der letzten Woche am ehesten zutraf. Bitte machen Sie pro Frage nur ein Kreuz, lassen Sie keine Frage aus und antworten möglichst spontan.

Ich fühle mich angespannt und überreizt
- ☐ meistens
- ☐ oft
- ☐ von Zeit zu Zeit/gelegentlich
- ☐ überhaupt nicht

Ich kann mich heute noch so freuen wie früher
- ☐ ganz genau so
- ☐ nicht ganz so sehr
- ☐ nur noch ein wenig
- ☐ kaum oder gar nicht

Mich überkommt eine ängstliche Vorahnung, dass etwas Schreckliches passieren könnte
- ☐ ja, sehr stark
- ☐ ja, aber nicht allzu stark
- ☐ etwas, aber es macht mir keine Sorgen
- ☐ überhaupt nicht

Ich kann lachen und die lustige Seite der Dinge sehen
- ☐ ja, so viel wie immer
- ☐ nicht mehr ganz so viel
- ☐ inzwischen viel weniger
- ☐ überhaupt nicht

Mir gehen beunruhigende Gedanken durch den Kopf
- ☐ einen Großteil der Zeit
- ☐ verhältnismäßig oft
- ☐ von Zeit zu Zeit, aber nicht allzu oft
- ☐ nur gelegentlich/nie

Ich fühle mich glücklich
- ☐ überhaupt nicht
- ☐ selten
- ☐ manchmal
- ☐ meistens

Ich kann behaglich dasitzen und mich entspannen
- ☐ ja, natürlich
- ☐ gewöhnlich schon
- ☐ nicht oft
- ☐ überhaupt nicht

Ich fühle mich in meinen Aktivitäten gebremst
- ☐ fast immer
- ☐ sehr oft
- ☐ manchmal
- ☐ überhaupt nicht

Ich habe manchmal ein ängstliches Gefühl in der Magengegend
- ☐ überhaupt nicht
- ☐ gelegentlich
- ☐ ziemlich oft
- ☐ sehr oft

Ich habe das Interesse an meiner Erscheinung verloren
- ☐ ja, stimmt genau
- ☐ ich kümmere mich nicht so sehr darum, wie ich sollte
- ☐ möglicherweise kümmere ich mich zu wenig darum
- ☐ ich kümmere mich so viel darum wie immer

Ich fühle mich rastlos, muss immer in Bewegung sein
- ☐ ja, tatsächlich sehr
- ☐ ziemlich
- ☐ nicht sehr
- ☐ überhaupt nicht

Ich blicke mit Freude in die Zukunft
- ☐ ja, sehr
- ☐ eher weniger als früher
- ☐ viel weniger als früher
- ☐ kaum bis gar nicht

Mich überkommt plötzlich ein panikartiger Zustand
- ☐ ja, tatsächlich sehr oft
- ☐ ziemlich oft
- ☐ nicht sehr oft
- ☐ überhaupt nicht

Ich kann mich an einem guten Buch, einer Radio- oder Fernsehsendung freuen
- ☐ oft
- ☐ manchmal
- ☐ eher selten
- ☐ sehr selten

B. Arzneistoffe und Präparate (Handelsnamen)

Die Auswahl der Spezifika wurde willkürlich getroffen und stellt keine Bewertung dar. Für die mit ● gekennzeichneten Substanzen wird eine Indikation außerhalb der zugelassenen Indikationen genannt. Der behandelnde Arzt übernimmt im Rahmen der Therapiefreiheit hierfür die Verantwortung.

Substanzname	Substanzklasse	Handelsnamen		
		Deutschland	Österreich	Schweiz
Acetylcystein	Mukolytikum	Fluimycil Ampullen Durabronchial Kapseln	Acedyn	Fluimucil Solmucol
Acetylsalicylsäure	Analgetikum	Aspirin	Aspirin	Aspirin Aspégic
Acyclovir	Virustatikum	Zovirax	Zovirax	Zovirax
Allopurinol	Urikostatikum	Allopurinol 300 retard Heumann Urosin Tabletten	Urosin	Zyloric
Aluminiumhydroxid	Adsorbens	Aludrox	Alucol	Alucol
Amfetaminil	Psychoanaleptikum	AN 1		
Amitriptylin	Antidepressivum	Saroten (retard) Laroxyl 10/25	Tryptizol	Saroten Retard Tryptizol
Amphotericin B	Antibiotikum	Ampho-Moronal	Ampho Moronal	Ampho-Moronal Fungizone
Anetholtrithicin	Cholerikum	Mucinol		

Substanzname	Substanzklasse	Handelsnamen		
		Deutschland	Österreich	Schweiz
Atropin	Spasmolytikum	Atropinum sulfuricum AWD Tabletten Atropinsulfat Braun 0,5 mg Inj.-Lsg.	Atropinsulfat Lannacher Amp.	Atropinium sulfuricum streuli
Baclofen	Muskelrelaxans	Lioresal	Lioresal	Lioresal
Biperiden	Parkinson Therapeutikum	Akineton	Akineton	Akineton
Bisacodyl	Laxativum	Dulcolax	Dulcolax	Dulcolax
Bromazepam	Tranquilizer	Lexotanil	Lexotanil Roche	Lexotanil
Bromocriptin	Parkinson Therapeutikum	Pravidel	Umprel	Parlodel
Bupivacain	Lokalanästhetikum	Carbostesin	Carbostesin	Carbostesin
Buprenorphin	Analgetikum/Opioid	Temgesic	Temgesic	Temgesic
Butyl-Scopolamin	Spasmolytikum	Buscopan	Buscopan	Buscopan
Calcitonin ●	Hormon	Karil	Cibacalcin	Miacalcic
Carbachol	Parasympatho-mimetikum	Doryl	–	Doryl Miostat

Substanzname	Substanzklasse	Handelsnamen		
		Deutschland	Österreich	Schweiz
Carbamazepin ●	Antiepileptikum	Tegretal	Tegretol	Tegretol
Carbo medicinalis	Adsorbens	Adsorgan Kohlekompretten Actisorb plus	Carbo medicinalis Chepharin	Carbolevure Actisorb plus
Chlorpromazin	Neuroleptikum	–	Largactil	Chlorazin
Cimetidin	H_2-Rezeptorenblocker	Cimetidin Stada Tagamet	Cimetag	Malimed Tagamet
Cinnarizin ●	Vasodilatans	Cinnacet Kapseln Stutgeron forte	Stutgeron	Stugeron
Cisaprid	Darmperistaltikum	Propulsin	Prepulsid	Prepulsid
Clindamycin	Antibiotikum	Sobelin	Dalacin	Dalacin
Clomipramin ●	Antidepressivum	Anafranil	Anafranil	Anafranil
Clonazepam	Antiepileptikum	Rivotril	Rivotril	Rivotril
Clonidin ●	Antihypertonikum	Catapresan	Catapresan	Catapresan
Codein	Antitussivum/ Analgetikum/Opioid	Codipront Tricodein	Codeinum hosphoricum	Codein Knoll Tricodein Solco
Coffein	Analeptikum	Coffeinum purum	Coffein Antos	

Substanzname	Substanzklasse	Handelsnamen		
		Deutschland	Österreich	Schweiz
Colestyramin	Gallensalzbinder	Colestyramin Stada Granulat Quantalan 50	Quantalan	Quantalan zuckerfrei
Cyclizine	Antiemetikum			Marzin
Cyproheptadin	Antiallergikum/ Appetitstimulans	(Nurdelin)	Periactin	Periactin
Dantrolen	Muskelrelaxans	Dantamacrin	Dantamacrin	Dantamacrin
Dexamethason	Glukokortikoid	Fortecortin Dexamonozon	Fortecortin	Fortecortin Decadron
Dexpanthenol	Wundbehandlungs- mittel	Bepanthen	Bepanthen Roche	Bepanthen
Dextran	Plasmasubstituent	Hyskon	Dextran Ebewe	Macrodex Rheomacro- dex Promit
Dextromethorphan	Antitussivum	Wick Formel 44	Wick Formel 44	Vicks Formel 44
Dextropropoxyphen	Analgetikum/Opioid	Develin retard	–	Depronal retard
Diazepam	Tranquilizer	Valium	Valium	Valium
Diclofenac	Antirheumatikum	Voltaren	Voltaren	Voltaren Olfen

Substanzname	Substanzklasse	Handelsnamen		
		Deutschland	Österreich	Schweiz
Dihydrocodein	Analgetikum/Opioid	DHC 60/90/120 Mundipharma Paracodin	Codidol retard	Codicontin 60/90/120
Dihydrocannabinol	Appetitstimulans			
Diltiazem ●	Ca-Antagonist	Corazet Diltiazem 60 Corazet Diltiazem 120 retard Dilzem parenteral	Corazem	Coridil Dilzem
Dimenhydrinat	Antiemetikum	Vomex A	Vertirosan	Demodenal Dramamine
Domperidon	Antiemetikum	Motilium	Motilium	Motilium
Doxepin	Antidepressivum	Aponal, Sinquan	Sinquan	Sinquan
Erythropoietin ●	Antianämikum	Erypo Recormon (β)	Recormon	Recormon
Fentanyl	Analgetikum/Opioid	Fentanyl – Janssen Durogesic TTS	Fentanyl »Janssen« –	Fentanyl – Janssen Durogesic TTS
Flavoxat	Spasmolytikum	Spasuret	Urispas	Urispas
Fluconazol	Antimykotikum	Diflucan	Fungata	Diflucan

Substanzname	Substanzklasse	Handelsnamen		
		Deutschland	Österreich	Schweiz
5-Fluorouracil	Zytostatikum	Efudix 5-FU Lederle Inj.-Lsg.	Fluoro-Uracil Roche	Efudix Fluorouracil ABC
Furosemid	Diuretikum	Lasix	Lasix	Lasix
Gabapentin ●	Antikonvulsivum	Neurontin	Neurontin	Neurontin
Granisetron	Antiemetikum	–	Kytril	Kytril
Haloperidol ●	Neuroleptikum	Haldol Janssen	Haldol	Haldol
Heparin-Natrium	Antikoagulans	Liquemin	Liquemin Roche	Liquemin
Hyaluronidase	Resorptions- beschleuniger	Hyalase Dessan	Hyaluronidase Sandoz	Lido-Hyal = mit Lidocain
Hydromorphon	Analgetikum/Opioid	Dilaudid Inj.-Lsg. Palladon retard Palladon 1,3 mg Palladon 2,6 mg	Hydal retard Kps. Hydal Kps.	Palladon retard Palladon 1,3 mg Palladon 2,6 mg
Hydroxyzin	Tranquilizer	Atarax	Atarax	Atarax
Ibuprofen	Antirheumatikum	Imbun Dolgit	Dolgit	Brufen Dolgit
Indometacin	Antirheumatikum	Indocontin Vonum	Indohexal	Indocid

Substanzname	Substanzklasse	Handelsnamen		
		Deutschland	Österreich	Schweiz
Ipratropium bromid	Bronchospasmolytikum/ Antiarrhythmikum	Atrovent Itrop	Itrop	Atrovent
Kaolin	Adsorbens	Kaolin		–
Ketoconazol	Antimykotikum	Nizoral	Nizoral	Nizoral
L-Methadon	Analgetikum/Opioid	L-Polamidon Hoechst	Heptadon	Ketalgine Tbl. Methadon streuli
Lactulose	Laxativum	Bifiteral	Laevolac	Laevolac
Levomepromazin	Neuroleptikum	Neurocil	Nozinan	Nozinan
Lithiumcarbonat	Antidepressivum	Hypnorex Quilonum retard	Quilonorm (retard)	Priadel Quilonorm retard
Lorazepam	Tranquilizer	Tavor	Temesta	Temesta
Mannitol iv	Osmotherapeutikum	Osmofundin	–	Mannitol
Megestrolacetat ●	Zytostatikum/ Progestativum	Megestat	Megace	Megestat
Melperon	Neurolytikum	Eunerpan		
Metamizol	Analgetikum	Novalgin	Novalgin	Novalgin

Substanzname	Substanzklasse	Handelsnamen		
		Deutschland	Österreich	Schweiz
Methylphenidat	Psychostimulans	Ritalin	–	Ritalin
Methylprednisolon	Glukokortikoid	Medrate Urbason	Urbason	Medrol
Metronidazol	Antiinfektivum	Arilin Clont	Ariline	Flagyl
Mexiletin ●	Antiarrhythmikum	Mexitil	Mexitil	Mexitil
Miconazol	Antimykotikum	Daktar Epi Monistat	Daktarin	Daktarin Monistat
Midazolam	Hypnotikum	Dormicum	Dormicum	Dormicum
Misoprostol	Prostaglandin	Cytotec		Cytotec
Morphin	Analgetikum/Opioid	MST Mundipharma MST Retard Granulat Sevredol Morphintropfen (Merck) MSR Mundipharma MSI Mundipharma	Mundidol ret. Vendal Amp.	MST Continus Sevredol Morphin-HCL
Naloxon ●	Antidot/ Morphinantagonist	Narcanti	Narcanti	Narcan
Natriumbicarbonat po	Antazidum	Kaiser Natron	–	Nephrotrans
Nifedipin ●	Ca-Antagonist	Cordicant	Adalat	Adalat

Substanzname	Substanzklasse	Handelsnamen		
		Deutschland	Österreich	Schweiz
Nystatin po	Antimykotikum	Nystatin Lederle	Mycostatin	Mycostatin
Octreotid sc ●	syn. Hormon	Sandostatin	Sandostatin	Sandostatin
Omeprazol	Protonenpumpen-hemmer	Antra	Losec	Antra
Oxy-Cellulose	Hämostyptikum	Tabotamp Sorbacel	OxyContin	–
Oxycodon	Analgetikum/Opioid	Oxygesic		Oxycontin
Paracetamol	Analgetikum	Ben-u-ron	Paracetamol Genericon	Panadol Zolben
Pentazocin	Analgetikum/Opioid	Fortral	Fortral	Fortalgesic
Pethidin	Analgetikum/Opioid	Dolantin	Alodan	Pethidin
Phenazopyridin	Lokalanästhetikum	Urospasmon (c)	–	Urospasmon (C)
Phenoxybenzamin	α-Rezeptorenblocker	Dibenzyran	Dibenzyran	–
Phenylephrin	Sympathomimetikum	Neosynephrin	Visadron	Neo-Synephrin
Phenytoin ●	Antiepileptikum	Phenhydan Zentropil	Epilan	Epanutin

Substanzname	Substanzklasse	Handelsnamen		
		Deutschland	Österreich	Schweiz
Pilocarpin ●	Cholinergikum	Pilocarpin Augentropfen		Pilocarpine Spersacarpin
Pipamperon	Neuroleptikum	Dipiperon	–	Dipiperon
Piritramid	Analgetikum/Opioid	Dipidolor	Dipidolor	–
Prednisolon	Glukokortikoid	Decaprednil Decortin H	Prednisolon »Hafslund Nykomed«	Prednisolon Streuli
Prednison	Glukokortikoid	Decortin	–	Prednison
PVP-Iod	Antiseptikum/ Desinfiziens	Betaisodona Betaseptic Mundipharma	Betaisodona Betaseptic	Betadine Betaseptic
Ranitidin	H_2-Rezeptorenblocker	Zantic	Zantac	Zantic
Rifampicin	Antibiotikum	Rimactan	Rifoldin	Rifampicin Rimactan
Salbutamol	Broncholytikum	Salmundin	Sultanol	Volmax (oral) Ventolin (Inhalation)
Senna	Laxativum	Colonorm	Colonorm	Pursennid
Simethicin	Karminativum	Aegrosan, Meteosan	Ceolat	Flatulex
Spironolacton	Diuretikum	Aldactone Osyrol	Aldactone	Aldactone

Substanzname	Substanzklasse	Handelsnamen		
		Deutschland	Österreich	Schweiz
Sucralfat Susp.	Antazidum	Ulcogant	Ulcogant	Ulcogant
Sulfasalazin ●	Antiphlogistikum Gastrointestinaltrakt	Azulfidine	Salazopyrin	Salazopyrine
Testosteron	Androgen	Testoviron	Testoviron	Testoviron
Tetrazepam	Muskelrelaxans	Musaril	–	–
Theophyllin	Bronchodilatans	Uniphyllin	Unifyl retard	Unifyl
Tilidin/Naloxon (Komb.)	Analgetikum/Opioid	Valoron N retard	–	–
Tilidin (Monopräparat)	Analgetikum/Opioid		–	Valoron
Tramadol	Analgetikum/Opioid	Tramundin Kaps., Trpf.	Tramal	Tramal
Tranexamsäure	Antifibrinolytikum	Anvitoff Cyklokapron	Cyklokapron	Anvitoff Cyclocapron
Triflurpromazin	Neuroleptikum	Psyquil	Psyquil	Psyquil
Valproinsäure ●	Antiepileptikum	Convulex	Convulex	Convulex Depakine
Vancomycin	Antibiotikum	Vancomycin Lilly	Vancomycin »Lilly«	Vancocin
Verapamil ●	Ca-Antagonist	Durasoptin	–	Isoptin

C. Einschlägige Fachgesellschaften und Arbeitsgruppen

National

In Deutschland
- Deutsche Gesellschaft zum Studium des Schmerzes (DGSS)
- Arbeitsgemeinschaft Supportive Therapie der Deutschen Krebsgesellschaft (ASO)
- Deutsche Gesellschaft für Palliativmedizin (DGP)

In der Schweiz
- Schweizer Gesellschaft für palliative Medizin, Pflege und Begleitung (SGPMP)
- Schweizer Gesellschaft zum Studium des Schmerzes (SGSS)

Europäisch
- European Association for Palliative Care (EAPC)
- Working Group Palliative Medicine der European Society for Medical Oncology (ESMO)

International
- Multidisciplinary Society for Palliative and Supportive Care in Cancer (MASCC)

D. Weiterführende Zeitschriften und Lehrbücher

Palliativmedizinische Fachzeitschriften

- European Journal of Palliative Care, Hayward Medical Communication, London
- Journal of Pain and Symptom Management, Elsevier, New York
- Supportive Care in Cancer, Springer-Verlag, Heidelberg
- Zeitschrift für Palliativmedizin, Thieme-Verlag, Stuttgart

Lehrbücher der Palliativmedizin

- Aulbert E, Zech D (2002) Lehrbuch der Palliativmedizin, 2. Aufl. Schattauer Verlagsgesellschaft, Stuttgart
- Bausewein C, Roller S, Voltz R (2003) Leitfaden Palliativmedizin. Urban & Fischer, München Jena
- Berger AM, Portenoy RK, Weisman DE (eds) (2002) Principles and practice of palliative care and supportive oncology, 2nd edn. Lippincott, Williams & Wilkins, Philadelphia
- Doyle D, Hanks G, MacDonald N (1998) Oxford textbook of palliative medicine, 2nd edn. Oxford University Press, New York
- Husebø S, Klaschik E (2000) Palliativmedizin, 3. Aufl. Springer, Berlin Heidelberg New York Tokio
- Müller M, Kern M, Nauck F, Klaschik E (1997) Qualifikation hauptamtlicher Mitarbeiter in der Palliativmedizin. Curricula für Ärzte, Pflegende, Sozialarbeiter, Seelsorger in Palliativmedizin. Palliamed, Bonn